身体缺的不是药，
是营养

国家一级公共营养师 ▌国家一级健康管理师
BTV《我爱食全食美》特邀营养专家　陈培毅 / 著

关于健康，其实99%的人都不知道

U0389470

IC 吉林科学技术出版社

图书在版编目（CIP）数据

　　身体缺的不是药，是营养 / 陈培毅著. — 长春：
吉林科学技术出版社， 2016.10
　　ISBN 978-7-5578-0976-8

　　Ⅰ．①身… Ⅱ．①陈… Ⅲ．①营养学－基本知识
Ⅳ．①R151

中国版本图书馆CIP数据核字(2016)第167702号

身体缺的不是药，是营养

SHENTI QUE DE BUSHI YAO, SHI YINGYANG

著	陈培毅	
出 版 人	李　梁	
选题策划	汉时传媒	
责任编辑	隋云平　　宿迪超	
封面设计	王　婧	
制　　版	长春市创意广告图文制作有限责任公司	
开　　本	710mm×1000mm　　1/16	
字　　数	206千字	
印　　张	17.5	
印　　数	1—8 000册	
版　　次	2016年10月第1版	
印　　次	2016年10月第1次印刷	

出　　版　吉林出版集团
　　　　　　吉林科学技术出版社
发　　行　吉林科学技术出版社
地　　址　长春市人民大街4646号
邮　　编　130021
发行部电话/传真　0431-85635177　85651759　85651628
　　　　　　　　　　　　85652585　85635176
储运部电话　0431-86059116
编辑部电话　0431-85659498
网　　址　www.jlstp.net
印　　刷　吉林省创美堂印刷有限公司

书　　号　ISBN 978-7-5578-0976-8
定　　价　35.00元

食物才是最好的"药"

如果我说，用某一种药物，可以治愈所有的疾病，你一定以为我是骗子。至少，以我们目前的医疗条件，这个世界上并不存在这样的药物，还有很多疾病是我们束手无策的。

然而，药物不能解决的事情，也许营养可以。理论上来说，所有的疾病都有治愈的可能，只要你为细胞提供了足够的营养，只要你的细胞还在分裂、修复自我。

因为，人是由细胞组成的，细胞构成了各种各样的组织，组织构成了各种系统，比如呼吸系统、循环系统、消化系统等，各种不同的系统构成了人体。

每一个细胞所需的营养是不同的，人的生长发育、生命活动，都有赖于营养物质的供给，这些物质叫作营养素。

人之所以会生病，可以分为两大类原因：一是各种细菌和病毒的入侵，比如流感病毒；二是不良生活方式导致的症状，比如高血压。不管哪种原因，疾病都会导致人体细胞功能或形态的异常。但是，健康人的身体有一套极为完善精密的免疫系统，它会主动控制疾病的发展，不让它们威胁到整个身体机能的正常运行。

只有在人摄取的营养素不充足时，细胞不能及时修复自身，疾病才会得以出现，并且发展下去。荣获美国《纽约时报》最佳畅销书荣誉的《选择健康》一书告诉我们："不管得的是一般的感冒，还是像抑郁症一样的精神疾病，或是有生命危险的癌症，所有的病症都是由于身体细胞出了故障引起的。"

好消息是，人的细胞是在不断更新的，除了神经细胞，基本上每六七年，就要全部更换成新的细胞。也就是说，7年以后的你，已经是一个全新的你了。所以，从这个意义上来说，任何疾病都有治愈的可能。

这是不是一个相当振奋人心的消息？但是，这只是理论上的。事实上，我们很难做到及时为细胞提供足够的营养。然而，这个看待健康的全新角度，让我们可以重新对药物、健康、营养之间的关系做出审视。于是你会得出一个结论——也许你缺的不是药，而是营养。

打个比方，如果我们是一株植物，那么营养就是阳光、雨露、肥料。药物是什么呢？是杀虫剂。杀虫剂对植物好不好呢？在紧急情况下它是必要的，你不能说它不好，但它肯定对植物本身也有伤害。也就是说，它应该是能免则免的。

营养呢？它是根本，是生命的源泉。如果阳光雨露把你滋养得分外强壮，你就有了更强的抵御病虫害的能力。所以，我们应该做的是，让食物成为你的"药物"，而不要让药物成为你的"食物"！

营养学是一门复杂的学问，很多听上去相当合理的说法，如果没有可靠的科学证据，都应该存疑。营养学不是道听途说，不是民间验方，是一门系统的科学。

衷心希望大家都能做到用全面均衡的营养滋养你的生命，如此一来，细胞就可以顺利地完成自我修复，让受损的组织和器官被软性置换，从而让你拥有健康而充满活力的身体，这也是每一名营养师最终极的追求吧。

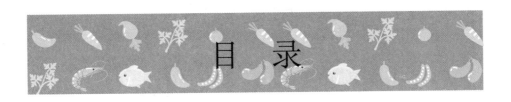

目 录

第一篇 只有营养师知道

第三篇　能替代保健品的营养饮食

第四篇 特别的营养给特别的你

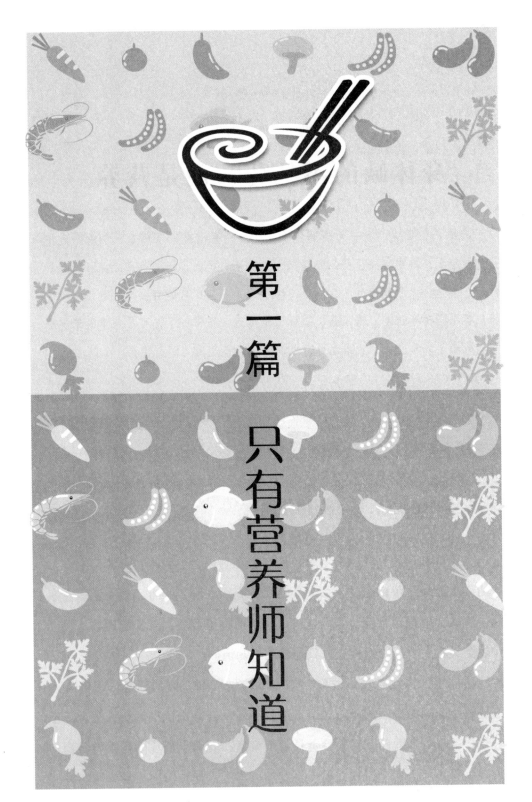

第一篇

只有营养师知道

第一章
身体缺的不是药，而是营养

我有一位朋友，有一次看到他吃完晚饭，拿出来一个药盒，倒出一大把药吃了下去，其中有降压药、降脂药、降糖药、抗血小板聚集药、保肝药、护胃药，真是让人眼花缭乱。我问他，你吃这么多药，真的舒服吗？他说，不吃药，各项指标不正常；吃了药，指标倒是接近"正常"了，可是人整天晕乎乎的，舒服不到哪儿去。我跟他说，也许你缺的不是药，而是营养。

1. 你是否患上了"药物依赖症"

大家都知道抽烟喝酒会上瘾，你知道吃药也会上瘾吗？可能你觉得，"药物依赖症"跟自己没关系，自己又不服用大麻、吗啡、杜冷丁那些东西，怎么会依赖药物呢？其实这只是对"药物依赖症"狭义的理解，没准儿你已经患上了药物依赖症，只是你还不知道而已。

生病了，需要吃药的时候，当然不能硬扛着。但问题是，很多人在不需要用药的时候服用药物，今天不开心了，就吃点抗抑郁药；明天睡不着觉，就吃点安眠药；后天脸上长了个痘痘，就涂点糖皮质激素类药物；头有点疼，马上吃止痛片；孩子一发热，马上带他去输液；身体明明好好的，非得吃补药才安心。你说这样是不是已经患上"药物依赖症"了？

可能你觉得这样做是理所应当的，你还会理直气壮地跟我说："我这是爱惜自己。"你当然要爱惜自己，但不是这种爱惜法。因为这样依赖药物，对你的身体没什么好处。

《英国医学期刊（BMJ）》是全球著名的四大主导医学期刊之一，2014年2月12日，这期杂志发表了一篇来自英国诺丁汉特伦特大学的文章，主题就是中国抗菌药物的滥用状况。这篇研究报告告诉我们，中国人每人每年使用138克抗菌药物，看起来不多，是吧？可这个数字，却是美国人的10倍。

在我们中国，大约有75%的季节性流感患者使用抗菌药物，97%的手术患者给予抗菌药物治疗，住院患者抗菌药物处方率为80%。可是，世界卫生组织推荐的抗菌药物医院使用率是多少呢？30%！大家自己看看这个数字的差异吧。

由于我们在不该用药的时候用了，结果导致中国民众的耐药率增长速度在世界上排名第一。比如，由于我们滥用药物，导致梅毒和医院"超级病菌"耐甲氧西林金黄色葡萄球菌变得异常活跃并且很难抑制。这个后果是相当严重的。

从我们自身来说，你把各种药物当作灵丹妙药，有个头疼脑热、皮肤发痒就吃上一颗，这不仅不利于健康，还可能通过各种方式损害机体，比如会导致耐药性、药物毒性和过敏反应等。

我们不是说不能使用药物，只是有些疾病是能够自己痊愈的，那就没必要服用药物，比如普通感冒以及由病毒所致且具有自限性的咽喉疼痛，服用抗菌药物是没有用的，你吃了也是白吃。或者说，吃了不仅白吃，还会让身体内的细菌更容易产生耐药性。

可能就是因为我们国家有太多依赖药物的人，所以卫计委专门公布了"53种不需要输液"的疾病清单，比如普通感冒、病毒性咽喉炎、孩子的毛细支气管炎、手足口病等。这份清单明确告诉我们，这些疾病不需要使用抗生素输液，因为输液也没有用。这还只是冰山一角，其实我们在很多疾病上，都存在滥用药物、对药物过度依赖的现象。

身为营养师，我自己很清楚这一点，所以对于我的家人和亲朋好友，我都会劝他们，能不吃药的时候就不要吃。但是对于广大读者，我不太好建议你们该怎样用药，这毕竟是医生的事情。我只能跟大家说，不要在心理上过于依赖药物，滥用药物这种事，做得越少越好。

2. 药的作用——控制疾病

活着的每一天，我们都会自觉补充营养，虽然你自己可能根本没有意识到为什么需要这么做，但只有在生病的时候，我们才会去吃药。为什么呢？因为身体在正常情况下不需要药，只有出现异常情况、生病了，才需要用药物控制疾病。

什么是生病？顾名思义，就是疾病在生长。它为什么能生长？为什么平时你身体好的时候它不能生长？因为疾病的生长需要条件，没有条件的时候，我们就不会生病。疾病生长需要的条件，也就是我们生病的原因。

西医把人生病的原因分为两大类：一个是各种细菌或病毒的入侵，比如感冒、痢疾等；另一个是不良生活方式导致的，比如高血压、糖尿病等。中医则认为，人之所以会生病，也是两方面原因：一个是人自身抵抗力的下降，也就是正气不足；另一个是外界致病因素过于强大，也就是邪气过盛。

这两种说法，其实是一致的，它们都在说，我们之所以生病，有两方面原因，一个是外因，一个是内因。不管是什么原因导致我们生病，疾病的出现都会导致人体细胞功能或形态的异常，于是出现各种不同的症状。药物的作用，就是针对这两种情况分别给出对策，控制疾病的发展。

所以，简单来说，药物也可以分为两类，一类能够缓解症状，用了它，能让我们舒服一些，但不能根除病根，比如退热药、止痛药、止咳药、平喘药等；另一类能够控制病情，比如降血压、降糖药、抗生素等。

大家可以发现，药物是非常有针对性的，它要么是对抗某些外来的敌人，比如抗菌类药物；要么是针对身体出现的某些症状进行控制，比如控制血压的药物。用药的目标就是调节人体的生理功能，让它达到或者接近正常的生理指标。至于修复异常细胞，那不是药物关心的事儿。

我没打算在这里给大家普及药理学的知识，但通过上面简单的介绍，大家应该能看出来，服用药物是我们在生病的时候采取的一种应急措施，就像失火了，你需要灭火器，它可以帮你控制火势。可是在灭完火以后，火灾造成的一片狼藉，灭火器是管不了的，你得自己想办法收拾残局。这时候，你需要的是营养，只有它才能帮助你把身体修复到健康、正常的状态。

在我看来，药物的存在是必要的，因为生病的时候，我们身体自身的机能受影响，有时候也因为能力有限，所以可能需要借助外力的帮助。但是，药物终究是一个起辅助作用的外力，只能帮你暂时抑制疾病或者症状，我们不应该依赖它，更不能把健康的希望寄托在它身上。我们自身的免疫能力，才是健康最可靠的保护神。

3. 营养的作用——修复细胞

可能很多人会觉得，修复细胞不是药物的任务吗？事实上，药物难以担当这一大任，这一时时刻刻都需要进行的工作，要靠营养来完成。

大家可能知道，我们的身体由各种器官和组织构成，而所有的器官和组织，都是由无数微小的活细胞组成的。人体内每时每刻都有许多细胞繁殖新生，更换衰老、死亡的细胞。而且，人类细胞中的DNA双链，会进行常规的破裂及自我修复，以确保身体里面的细胞始终保持良好的状态，维持机体的生长、发育、生殖及损伤后的修补。在这一过程中，人体需要良好的营养，以维持这个新陈代谢的过程。

所以，从某种意义上来说，营养对人体的意义就在于为细胞的种种活动提供充足的营养素。确保细胞的健康，也就保证了身体的健康。当全身的细胞都能获取自己所需的营养时，我们的身体就能达到最佳的状态。

举个例子，简单地说，所有的细胞都具有运动性，而且所有的细胞表面均有由磷脂双分子层与镶嵌蛋白质及糖被构成的生物膜，也就是细胞膜。不管是细胞生长、生殖，以及修复自身的这一行为，还是生殖、修复过程中需要用到的材料，都需要营养素的支持。细胞要运动，就需要糖类提供能量，然后生殖及修复的过程会需要蛋白质，因为蛋白质是构成细胞的重要物质。

细胞的新陈代谢过程就是一个自我更新的过程，在这个自我更新过程中，它要修复组织，就需要蛋白质作为构建物质和调节物质。所以说，蛋白质是细胞成分的更新物质，也是组织修复的原料。

当然，细胞的健康绝不仅仅依赖于蛋白质。人体需要的七大类营养素对细胞的健康都有至关重要的作用，它们共同作用，让细胞的新陈代谢过程能够顺利进行，也让我们的身体始终充满活力。

营养素既是细胞的组成成分，也为细胞各种活动提供动力，每一分每一秒，细胞都在消耗营养素。如果我们不能及时补充营养。那么某些细胞可能就会因为缺乏某些营养素而影响到它的修复和新陈代谢。时间长了，可能会导致这些细胞结构受损、功能下降。一旦更严重，当细胞的修复系统变得失去功能时，最终将导致组织功能的下降，以及肿瘤发生率的增加。

为什么说药物不能代替营养来修复细胞呢？营养是细胞的组成部分，修复细胞，就是要为细胞补充它缺乏的东西，但药物不一样，它不是细胞的组成成分，所以修复细胞不能靠药品。即便你在生病的时候吃药了，即便有些药物能对细胞的修复有帮助，那也是因为它作为抗原，可以激活细胞，让消极怠工的细胞更精神、更活跃，但它只相当于打了一针兴奋剂，对细胞本身没有实质性的修复作用。对于细胞的修复和新陈代谢来讲，最根本的办法还是补充均衡的营养。

4. 为什么药物和营养药物代替不了营养

刚才我们讲了，如果说生病是一场火灾，那么药物就是灭火器，可以帮你控制危急的状况，但是灾后重建工作，我们是需要靠营养进行的。因为药物不能修复受损的细胞，营养才可以，所以，药物是不可能替代营养的。

我们可以这样说，发生在你们家的是小火灾，即便不用灭火器，它自己也有可能熄灭，但是，火灭了以后，你不可能对火灾现场不管不顾。因为你就那一个家，要是不想毁了它或者整天看着难受，肯定要进行灾后重建，这个工作就全靠营养了。换句话说，轻一点的疾病，你可以不用药，但不能不顾营养；而重一些的疾病，你需要用药，更需要让营养跟上。

除了我们治疗疾病的药物外，还有一类特殊的药物，我们叫它"保健品"。严格来说，它不算是药物，但是它也肯定不能算食物，我们这里姑且称之为营养药物吧。即便是营养药物，也不能代替能够给我们提供真正营养的食物。

可是，如今有不少人还真是有让药物取代食物的倾向，尤其是大城市的女白领，她们中的一部分简直是把营养药物当糖豆吃。我认识一位女士，在京城CBD的一家外企工作，收入相当高，她说自己有将近一年的时间没有吃过午饭了。

为什么？因为忙啊，不想为了吃饭花太多时间。为了保持身材又不想吃太多快餐，所以，她的选择是每天中午吃一大把花花绿绿的营养胶囊和药片。她自己觉得："这种做法挺时尚的啊。我经常出国，看到外国人经常吃这些保健品。"

这种做法是不是时尚暂且不论，我关心的是这样做是不是健康。的确，你吃一个橘子，里面含的维生素C也就只有20多毫克，而吃一片维生素C药片，那可是1000毫克，相当于你吃50个橘子，多带劲。可是，除了维生素C，橘子里面还含有人体需要的其他微量元素啊。从人体需要均衡摄取营养的角度讲，这种做法肯定是不健康的。

以我们今天的科技水平，每一种食物中到底含有哪些营养素，以及这些营养素进入身体以后，是怎样微妙地影响身体健康的，我们其实还不那么清楚。营养学家建议你摄取的那些营养素，是最基本的，却不是全部的。身体所需的所有营养素，是不能只用营养药物来满足的。

更何况，你把一大把维生素片、钙片、鱼肝油、胡萝卜素、卵磷脂之类的营养药物吞下去，它们有的是水溶性的，有的是脂溶性的，别看剂量大，身体能不能吸收是另一回事。此外，它们之间可能还会有对抗作用，这些问题，不知道大家有没有考虑到。

所以，不管是调理身体的药物，还是营养保健的药物，都不能代替为我们提供营养的食物。要是真有这样的好事，那我们营养学家也不需要费劲地进行什么膳食指导了，像医生一样给大家开营养药片不就行了？

5. 营养过剩或营养不良都会致病

要说营养不良会让人生病，这事儿全国人民都知道，看看非洲那些孩子就知道了，由于严重营养不良，他们一个个皮包骨头，但硬是活生生给饿出个大肚子来。但要说营养过剩也会让人生病，恐怕很多人就不知道了。事实上，过犹不及，不管是营养不良，还是营养过剩，对身体都不好。

我们先说营养不良。很多人会觉得，现在人们的生活条件这么好了，怎么还会营养不良呢？简单来说，营养不良的原因可以分成两类：一类是医学的原因，比如体质弱经常生病、慢性腹泻、短肠综合征和吸收不良性疾病等；另一类是非医学原因。以前，生活条件不好的时候，营养不良的非医学原因主要是穷，缺少富含营养的食物，可是今天，主要原因已经变成了没有营养观念、缺乏营养知识，以及不良的饮食习惯。

营养不良可能出现在任何人身上，尤其是孩子和因为减肥而过度节食的年轻女性。只不过，出现在孩子身上的时候更严重，也更常见。因为孩子正在迅速地生长发育，对营养的要求相对比较高，要是不能提供足够的营养，就会影响到孩子的发育，那可是一辈子的事儿。

那么，为什么营养不良会让我们生病呢？前面我们讲过了，营养的作用是修复细胞，当我们缺乏某一种营养的时候，就会影响到它修复细胞的功能。体内细胞修复功能不好，内部环境不稳定，本身就可能出问题，再加上这时候很容易受到外来细菌、病毒的侵袭，所以当然就会生病。

具体会生哪些疾病，这要看你缺乏的是哪一种营养。由于"营养"是一个特别宽泛的概念，所以营养不良也包含了很多情况。比如，饥饿的非洲孩子那种情况，往往是缺乏蛋白质，所以会导致肝肿大、肌肉丧失，以及淋巴系统变弱出现的代谢问题，这也正是他们会腹部肿胀的原因。

而我们国家现在大多数营养不良的人群，主要是缺乏某些维生素或者微量元素。比如，缺乏维生素A，会降低身体抵抗疾病的能力，在孩子身上会表现为出牙、骨骼发育都比别人晚，也就是发育迟缓；而出现在成人身上，就有可能皮肤干燥粗糙，角膜干燥、软化，甚至出现夜盲症等。

至于营养过剩，严格来说，其实是能量过剩。过多的能量消耗不掉，就以脂肪的形式储存起来了，所以，营养过剩的人一般都是体形偏胖或肥胖的。大家可能都知道了，肥胖是很多疾病的诱因，尤其是以"三高"为代表的"富贵病"，跟营养过剩有着密切的关系。

最麻烦的是，跟营养不良不一样，很多人根本不知道营养过剩的危害。他们抱着"宁让疮流脓，不让嘴受穷"的想法，随心所欲地大吃大喝。时间长了，不仅会变胖，更会出现一系列疾病。比如，长时间大鱼大肉带来的痛风、营养过剩引起血液变浓和大脑供氧不足等。

所以，对于营养来说，再好的东西，也不是多多益善的，还是要控制一下数量。摄入的营养不管是多了还是少了都不好，最好的状态是营养均衡。

🥕 6. 均衡的营养才是生命的保障

由于营养过剩或者营养不良都会伤害身体，所以，均衡才是摄取营养的最高境界。我们的身体就像是一个无比精密的仪器，它的正常运转需要各种各样的营养提供保障。如果缺乏某些营养，身体就会出现相对应的问题。可能暂时看不出来，但时间长了，身体一定会出毛病。基本上，各种非意外性伤害的疾病，都是由于摄取营养不够或者种类缺乏引起的。

营养均衡包括两个原则：一个是全面，一个是适度。所谓全面，就是不偏食、不挑食，要让日常食物种类多样化，42种必需营养素（氨基酸9种、脂肪酸2种、碳水化合物1种、矿物质15种、维生素14种和水）缺一不可。大家可能很难记得这40多种必需营养素是什么，那么你只需要记得6种基础营养素就可以。我们每天必须从食物中全面地摄取到6种基础营养素，才能让身体各项机能健康地运行，它们是蛋白质、脂肪、碳水化合物、维生素、矿物质、水。

举个例子，有种营养素叫烟酸，大家可能没听说过，但是它的摄取量不足，你就会感到很忧郁，甚至多疑、焦虑、孤立、充满敌意、对什么都没有兴趣、与别人很难合作。大家没想到吧，营养除了会影响到身体健康，还关系着精神健康，所以说它是生命的保障，一点儿都不过分。

至于适度原则，就是说吃任何食物都懂得适可而止。肉、奶、蛋营养丰富，可你要是天天吃，结果营养过剩，身体也受不了。你听说肥肉不好、脂肪含量高、不健康，于是从此一口也不吃，这也是不对的。我们应该少吃，但少吃不等于不吃，动物性脂肪也是我们身体所需的营养素。根据适度原则，该多吃的多吃，该少吃的少吃，但都不能走极端。

为了让大家都能营养均衡，早在1997年4月，中国营养学会与中国预防医学科学院共同组成的专家委员会就制定了《中国居民膳食指南》，并且绘制了平衡膳食宝塔，指导大家合理膳食，它也被人们称为"生命金字塔"。

这个平衡膳食宝塔一共分成五层，从底层到顶层，食物的量越来越少。第一层是谷类和薯类，提供碳水化合物；第二层是水果和蔬菜类，提供维生素、矿物质和膳食纤维，还有植物化学因子；第三层是鱼类、蛋类和肉类，提供蛋白质和脂类营养素；第四层是奶类、豆类，提供蛋白质、钙和维生素B_2；第五层是盐、糖、油脂类，提供脂类为主的营养素。此外，每天还要喝足量的水。

看起来并不难是吧？实际上，真要遵照它执行并不麻烦，关键是很多人根本没有这个意识，也不了解这方面的知识，也就没有引起重视。

我在没学营养学以前，在学校食堂吃饭，那也是跟着感觉走。我爱吃什么就天天吃，不爱吃的，比如菠菜、胡萝卜，压根不去碰它们。学了营养学以后才发现，原来我常年吃的不过就是那几种单调的食物，至少有一半蔬菜我基本上从没吃过。还好，那时候特别年轻，身体底子好，所以也没什么严重的后果。现在，我每天都尽可能平衡自己的食物，均衡一下各方面的营养，这样做虽然没有让我变得美若天仙或者满身肌肉，但是，它让我看起来比实际年龄年轻不少，而且更健康。

我在这里一再强调，就是希望能引起大家对这个问题的重视，关注自己日常生活中的一饮一啄，让它尽可能均衡。虽然这样做不会有立竿见影的效果，但是润物细无声，对我们的身心健康有莫大的好处。

7. 药食同源，发现食物中的神奇药效

"药食同源"是中国传统文化里的一个概念，和西药不一样，中药和食物都是来自大自然的。中医认为，药物与食物的来源是相同的，很多食物本身就是药物，同样能够防治疾病，它们之间并没有绝对的分界线。当初神农尝百草的时候，不是为了区分食物和药物，他只管有毒没毒，没有毒的就可以吃，有毒的不能吃，如此而已。

其实如果宽泛点来说，所有的动植物、矿物等，都属于药物的范畴，这当然也包括我们的食物。只不过，其中有些东西不好吃，但可以用来治病，就被称为药物；有些东西味道好，主要作饮食之用，就被称为食物。其中大部分东西，既有治病的作用，也能用作饮食，就是药食两用。中医里会有很多既是食物又是药物的食品，比如山药、桂圆、百合、大枣、山楂、乌梅、核桃、薄荷等。

由于药食同源，日常生活中的很多食物也有防病、治病的功效，因此中医有"食疗"的说法，说的就是用食物来治疗、调理疾病。举个大家最

熟悉的例子，风寒感冒的时候，来一碗姜汤发发汗，那真是汤到病除，而且丝毫不用担心不良反应。

再比如绿豆汤，大夏天的时候喝碗绿豆汤解暑，那个效果可不是什么药物能达到的。绿豆本身也是药食两用的，它可以清热解暑、止渴利尿、消肿止痒，还能解毒，难怪明代李时珍在《本草纲目》中称它"真济世之良果也"。

吃药与食疗相比，药物的"药劲儿大"，所以效果更加明显，而一般食物的治疗效果可能没有药物那样突出和迅速。但是，大家要知道，药物的作用是控制疾病，我们没必要，也肯定不想天天吃。食物就不一样了，我们每天都离不开，虽然它防治疾病的作用比较弱，但是日积月累，量变就会导致质变，这种影响就会非常明显了。

从这个意义上来讲，想要防治疾病，食物的地位是非常重要的，并不亚于药物。当我们能够合理调配饮食，并且坚持下去的时候，食物甚至会起到药物不能达到的效果。

我们需要做的就是，发现食物中的神奇功效，并且在日常生活中，把它们合理搭配，然后根据自己的体质，进行科学的选择。通过食物调理身体，从而让体魄更强壮，这是一种非常安全且有效的养生方法，值得每一个爱惜生命的人行动起来。

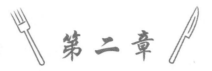

第二章
你的身体需要哪些营养

人体每天需要从膳食中获得一定量的各种必需营养成分，它包括蛋白质、脂类、糖类、膳食纤维、维生素、矿物质和水这七大类必需营养素。缺少任何一种，达到一定的程度，身体健康都会受影响。此外，我们每天摄入的各种营养素都有一个限定的量的范围，只有在这个范围之内，营养才能够得到最好的吸收与利用。关于这个问题，不管是世界卫生组织，还是中国营养学会，都发布了相关指南，大家可以参考。

1. 蛋白质：人体的"建筑材料"

之所以要把蛋白质放在第一个来讲，是因为它是生命的物质基础，没有蛋白质就没有生命。为什么这样说呢？因为蛋白质是有机大分子，是构成细胞的基本有机物，我们机体中的每一个细胞和所有重要组成部分都有蛋白质参与。没了细胞，不就没了生命吗？所以，蛋白质是人体的建筑材料，是我们生命活动的主要承担者。

不管是我们的头发、皮肤、肌肉、骨骼，抑或内脏、大脑、血液、神经，全都是由蛋白质构成的。如果缺少了蛋白质，那么所有这些组织或器官的更新、修补工作就会受影响。比如，年轻人的表皮28天更新一次，而胃黏膜两三天就要全部更新，在它们更新的过程中，都需要蛋白质参与。胃黏膜我们看不到，但皮肤你是可以看到的。如果一个人对蛋白质的摄入、吸收、利用都很好，那么他的皮肤就是光泽而有弹性的，受了点外伤或者有痘印、疤痕，恢复得也更快、更好。（也就是说，不管我们是身体健康，还是生病、受伤，想要让细胞得到及时和高质量的修补，都离不开蛋白质）由于白细胞、淋巴细胞、巨噬细胞、抗体（免疫球蛋白）等也需要更新，也需要蛋白质的营养补给，所以，当蛋白质充足时，我们的免疫系统就会很强大；反之，免疫力就会变低。

对于孩子来说，蛋白质的重要性体现在对智力和身体发育极其重要。比如，大脑发育的特点是一次性完成细胞增殖。意思是说，骨骼、肌肉等器官或组织的细胞都能再生，但脑细胞不行，一旦发育完成后，再也不会增殖，死一个少一个。如果孩子在大脑细胞增殖的高峰阶段（胎儿期3～6个月、胎儿7个月到出生、出生一年以内）没有得到足够的蛋白质补充，没能发育好，脑细胞这辈子都不可能改变了。错过了，以后再补充什么营养素都没用。

除了上述的功能以外，不同类型的蛋白质，在人体内的分工也不一样：载体蛋白可以在体内运载各种物质，比如血红蛋白输送氧、脂蛋白输送脂肪等，对于维持肌体正常的新陈代谢意义重大；酶蛋白可以促进食物的消化、吸收、利用，再有营养的食物，吃了不吸收也没用；胶原蛋白很多女性都很熟悉，它可以生成结缔组织，决定了你的皮肤是不是有弹性，当然，它的作用远远不止于此，它还构成了身体骨架，并且能保护大脑。

以上我们只是介绍了蛋白质的部分主要功能，大家已经可以看到它到底有多重要了。对于青少年、儿童、孕产妇、健身人群、老年人来说，蛋白质对他们的意义更加重大。不过，蛋白质也不是多多益善，人体没有为蛋白质设立储存仓库，如果摄取过量，它会在体内转化成脂肪，让你变胖，也让肾脏的代谢负担更重。

一般来说，一个成年人每天通过新陈代谢要更新300克以上蛋白质，但实际上每天摄入60~80克蛋白质，基本上就能满足身体需要了。当然，这跟体重有关，国际上一般认为，普通健康成年男性或女性，每千克体重大约需要0.8克蛋白质，我国则推荐是1.0克，因为我国人民膳食中的蛋白质来源多是植物性蛋白，营养价值略低于动物性蛋白。大家可以根据自己的体重和每天的活动量来推算自己每天应该摄取多少蛋白质。

我们日常食物中，奶类、蛋类、鱼类、肉类等都富含品质优良的完全蛋白质，每顿饭都要尽量吃一些，至少也要保证每天都吃一些。本身并不算肥胖但还要节食的女性，一定要注意这一点。

2. 脂肪：保护内脏，储存热能

随着大家保健意识越来越强，一提起脂肪，很多人会皱眉头，尤其是很多女孩子，对脂肪真是唯恐避之不及，恨不得早点甩掉它们。

脂肪是营养学中六大营养素中脂类的一种。总的来说，脂类是指生物体内不溶于水而溶于有机溶剂的一大类化合物，来自脂肪酸与醇生成的酯或类酯。营养学上重要的脂类有脂肪（甘油三酯）、磷脂和固醇类。食物中的脂类95%是甘油三酯，5%是其他脂类。人体内贮存的脂类中，甘油三酯高达99%。所以，这里我们主要讲脂肪。

事实上，作为人体必需的六大营养素之一，我们身体里的脂肪有其必须存在的理由。它可以为我们提供能量（这是主要的）、保温、缓冲压力，而且脂肪还能影响一部分激素分泌。下面我们分别来看。

首先，脂肪是细胞内良好的储能物质，会为身体提供热能。由于脂肪含的碳和氢比碳水化合物多，所以在氧化的时候，可以释放出较多热量。每克脂肪彻底氧化后释放的热能，比糖和蛋白质多一倍，是营养素中产热量最高的一种。脂肪还可以保护皮肤和内脏。我们形容一个人特别瘦，会说他"皮包骨头"，这是不正常的。正常情况应该是，在心、肾等器官周围，会有一定厚度的脂肪垫，起到减震、预防损伤的作用。没了这层脂肪，内脏会更容易受伤。

其次，脂肪可以保持身体体温恒定，保持毛发和皮肤的健康，促进脂溶性维生素的溶解、吸收和利用，提供身体必需的脂肪酸。脂肪还能增进食物的口感、饱腹感，具有抗饥饿的作用。对于孩子来说，脂肪更重要一些，因为它对大脑发育、视觉发育、性发育都非常重要。

所以，如果脂肪摄入不足，既不利于人体器官组织中的细胞构成，也不利于脂溶性维生素（维生素A、维生素D、维生素E、维生素K）的吸收和利用，还会让皮肤瘙痒、粗糙、有头皮屑等。对于女性来说，如果体重直线下降，体内脂肪含量急剧减少，人体大脑中枢会不自觉地发出"食物匮乏"的信号，这时候生存是第一位，当然不适合怀孕，所以女性很可能出现闭经、月经紊乱等现象。

一般来说，我们从食物中摄取的脂肪，占人体总能量来源的20%～25%比较合适。虽然我国营养学会建议，膳食脂肪供给量不宜超过总能量的30%，但大家还是控制在25%以内比较好。因为如果脂肪摄取过量，除了会变肥胖，还容易引起动脉硬化或心脏方面的疾病，也会影响蛋白质和铁的吸收。

我们日常食物中的脂肪来源可以分为油和脂两类。油是植物性来源，比如花生油、芝麻油、橄榄油等；而脂则是动物性来源，猪油、牛油、鱼油、肥肉、鱼肝油等。还有一类特殊一些，是动物乳中的脂肪，比如奶油等。

脂肪含量高的食物，除了动物类皮肉（比如肥猪肉、猪油、黄油）和各种植物油以外，还有坚果类食物，比如花生、芝麻、开心果、核桃、松子仁等，以及油炸食品、点心、蛋糕等。

从预防疾病和营养保健两方面来说，我建议大家每天饮食中的动物性脂肪不要超过总能量来源的10%，而且，动物脂肪和植物油类应该混合或交替使用，这才是最科学的。美国医学营养研究中心的专家认为，我们日常脂肪摄取应该以植物性脂肪为主，辅以少量的动物性脂肪，摄入比例约为2∶1比较合适。

3. 碳水化合物：人体热量的来源

碳水化合物和蛋白质、脂肪一起，构成了生物体三大基础物质，而且碳水化合物是其中最便宜的一种。

由于任何碳水化合物到体内以后，经过生化反应，最终都会分解成糖，因此也称之为糖类。虽然脂肪和蛋白质都能提供能量，但要说人体能量的主要来源，它们都比不过碳水化合物。碳水化合物是一切生物体维持生命活动所需能量的最主要、最经济来源。我们吃的米、面等碳水化合物，在体内消化变成葡萄糖或其他单糖参加机体代谢。

不过，大家别以为碳水化合物只是提供能量的，它还是细胞结构的主要成分，每一个细胞都含有碳水化合物，含量是2%～10%；并且，碳水化合物有调节细胞活动的重要功能，尤其是脑细胞，因为葡萄糖是维持大脑正常功能的必需营养素，当血糖浓度下降时，脑组织可能会因缺乏能源而使脑细胞功能受损，造成功能障碍，出现头晕、心悸、出冷汗，甚至昏迷等症状。脑力劳动者和学生一族，一定要重视碳水化合物的摄取。

除此以外，有些糖类还具有特殊的生理活性。比如，肝脏中的肝素有抗凝血作用，血液中的糖与免疫活性有关，核酸的组成成分中也含有糖类化合物——核糖和脱氧核糖。

目前，营养学家建议，我国健康人群的每天碳水化合物供给量，占总能量摄入的55%～65%比较合适。大家可以看到，它应该是我们每天食物的主要部分，是人体热量的主要来源，至少得占据半壁江山。

现在很多年轻人，尤其是白领女性，都有不吃主食的倾向。表面上看起来似乎没什么关系，大不了就是低血糖，但她们可能不知道，除了全身无力、疲乏、头晕、心悸，如果长期严重低血糖，还可能导致低血糖昏迷，甚至脑功能障碍。当然，碳水化合物也不用太多，否则会转化成脂肪贮存在身体内，让人变胖。

碳水化合物的主要食物来源有蔗糖、谷物（如水稻、小麦、玉米、大麦、燕麦、高粱等）、水果（如甘蔗、甜瓜、西瓜、香蕉、葡萄等）、坚果类、干豆类、根茎蔬菜类（如胡萝卜、番薯等）等。

碳水化合物可以分为单糖、二糖、低聚糖、多糖四类，糖的结合物有糖脂、糖蛋白、蛋白多糖三类。大家不用记得这些复杂的术语，我们只需要知道，它可以分为简单的糖类和复杂的淀粉。对于摄取简单碳水化合物，喝一些牛奶、果汁，吃适量水果是十分重要的，但不建议大家吃太多加工糖类和甜味剂等；对于摄取复杂的淀粉，我们要避免只吃精加工的白米饭、通心粉、白面包等，也要适当摄取一部分粗粮。

4. 维生素：生化反应的调节物质

"维生素"一听就很重要，顾名思义，维持生命的营养素嘛，当然重要了。虽然维生素既不参与构成人体细胞，也不为人体提供能量，看起来似乎不那么重要，但是为了维持正常的生理功能，我们离不开它。

"维生素"这个名字，其实是一类有机化合物的总称，比如我们熟悉的维生素A、B族维生素、维生素C、维生素E等，都属于维生素。虽然各种维生素的化学结构和性质不一样，但它们却有着很多共同点：

首先它们都是调节物质，调节人体的代谢功能；其次，植物和多数微生物都能自己合成维生素，但人类不行，大多数的维生素，我们的机体都不能合成，或者是合成的量太少，不能满足机体的需要，所以必须经常通过食物获得；最后，虽然人体对各种维生素的需求量都很小，每天的需求量通常用毫克或微克计算，但是，一旦缺乏，就会引发相应的维生素缺乏症，对健康造成损害。

比如，1897年，荷兰生理学家、近代营养学先驱艾克曼在爪哇发现，只吃精磨的白米容易患脚气病，而食用未经碾磨的糙米能治疗这种病。他还发现可以治疗脚气病的物质，能用水或酒精提取，当时称这种物质为"水溶性B"，这其实便是维生素B_1，如果缺了它，我们容易得神经炎、脚气病、食欲不振、消化不良、生长迟缓。而缺了维生素B_2，容易出现口腔溃疡、皮炎、口角炎、舌炎、角膜炎等；缺乏维生素B_{12}，则容易出现巨幼红细胞性贫血。

至于我们熟悉的维生素C，这是一种能够治疗维生素C缺乏病（坏血病）的水溶性维生素，也被称作抗坏血酸。植物及绝大多数动物都可以在自身体内合成维生素C，可是人类和其他灵长类动物及豚鼠是例外，我们不能自己合成维生素C，所以必须从食物中摄取。如果摄取不足，就会发生坏血病，并且让身体的免疫力下降。维生素C还是皮肤最密切的伙伴，追求皮肤美白细嫩的女性，一定不能忽略维生素C。

如果缺了维生素A，可能患夜盲症、角膜干燥症、皮肤干燥脱屑等；缺了维生素D，儿童容易患佝偻病，成人容易患骨质疏松症；维生素E公认有抗衰老功效，缺了它女性容易不育、流产、出现肌肉萎缩等；维生素K_1可以改善因疲劳而引起的黑眼圈……总而言之，各种维生素作用不同，但都能在代谢过程中大显神通，我们的身体健康离不开它们。

虽然维生素不是细胞的组成部分，但是许多维生素是辅基或辅酶的组成部分。我们知道，人体内的各种生化反应与酶的催化作用有密切关系，而酶要产生活性，必须有辅酶参加。

维生素是一个庞大的家族，目前我们已经发现了几十种，其中的13种是必要的，大致可以分为脂溶性和水溶性两大类。脂溶性维生素包括维生素A、维生素D、维生素E、维生素K，水溶性维生素包括B族维生素、维生素C等。

日常生活中，如果我们饮食均衡，一般都不会缺乏维生素，毕竟人体需要的量不是很大。除非你属于孕妇、哺乳期的女性、少年儿童，以及特殊环境下的人群和确定缺乏某些维生素的人群，否则不建议大家随意补充维生素。

水溶性维生素过量服用后，可以随着尿液排出体外，毒性较小，但是大量服用仍然可能损伤人体器官；而脂溶性维生素，比如维生素A、维生素E、维生素K、维生素D等，过量服用容易引起中毒反应。如果大家需要额外补充维生素，建议咨询专业营养师或者医生。

5. 矿物质：生理功能的维护者

矿物质也叫无机盐，它并不是某一种物质，而是人体内所需无机物的总称。当我们的生命停止、身体火化时，有机化合物都变成了气体扩散到空气中，只有矿物质元素留在了骨灰中。这些骨灰就是人一生中从各种食物中摄入并保留在体内的六七十种矿物质元素。

根据在体内含量的多少，我们往往把矿物质分为两大类：含量大于体重0.01%的，称为"常量元素"或"宏量元素"，分别是钙、磷、钾、钠、镁、氯、硫这7种矿物质，它们每天的需求量都在100毫克以上；而含量小于体重0.01%的，称为"微量元素"，目前发现的约有70种。

世界卫生组织把人体需要的微量元素分为以下3类：人体必需微量元素10种，分别是铁、锌、铜、碘、锰、钼、钴、硒、铬、氟；人体可能必需微量元素4种，是硅、镍、硼、矾；具有潜在毒性，但低剂量可能是人体必需功能元素7种，是铅、镉、汞、砷、铝、锂、锡。

总体来说，矿物质的主要功能不是提供能量，而是在生理作用中发挥重要的功能。它们可能是身体结构的组成成分，比如钙、磷、镁是骨骼、牙齿的重要成分，缺了它们，可能引起骨骼或牙齿不坚固；它们还可能是多种酶的活化剂、辅因子或组成成分，比如钙是凝血酶的活化剂，锌是多种酶的组成成分；它们也可能是某些具有特殊生理功能物质的组成部分，比如甲状腺素离不开碘、血红蛋白离不开铁。

矿物质对人体都发挥着不可替代的作用，比如酸性矿物质（氯、硫、磷）和碱性矿物质（钾、钠、镁）适当配合，加上碳酸氢盐和蛋白质的缓冲作用，维持着机体的酸碱平衡；矿物质与蛋白质一起维持组织细胞的渗透压；缺乏铁、钠、碘、磷可能会引起疲劳；钾、钠、钙、镁是维持神经肌肉兴奋性和细胞膜通透性的必要条件。

我国居民容易缺乏的矿物质主要是钙、铁、锌、碘、硒这五种，它们每一个都非常重要。简单来说，缺钙骨骼和关节容易出问题；缺铁容易贫血；缺锌会影响孩子的生长发育；缺碘会得大脖子病；而大家不熟悉的硒，是一种抗癌矿物元素。硒具有抗氧化性，可以保护机体免受自由基和致癌物的侵害，还可以减轻炎症反应、增强免疫力，从而抵抗感染，促进心脏的健康，也是男性生殖系统及新陈代谢的必需物质。

矿物质跟维生素一样，也是人体必需的元素，而且人体无法自身产生、合成，所以每天都要通过食物来摄取矿物质。因为每种矿物质的来源不同，所以我们需要饮食多样化，才能保证营养均衡。一般来说，奶类制品和绿叶类蔬菜含钙比较丰富；坚果、大豆和可可含镁丰富；食用盐、牛奶和菠菜含钠丰富；豆类、所有五谷和香蕉含钾丰富；食用盐是氯的主要饮食来源；肉类、蛋和豆类含硫丰富；红肉、叶菜类蔬菜（特别是菠菜）含铁丰富。

矿物质虽然是不可或缺的，但也不是多多益善。过量摄取矿物质，可能会导致直接或间接的病症，这主要是因为各种矿物质之间存在竞争，比如，大量补锌会导致铜的不足。如果摄取的微量元素严重过量，还可能出现中毒反应，比如过量补钙可能出现高钙血症等。

6. 膳食纤维：清理肠道，保护健康

以前，营养学家是把膳食纤维归入碳水化合物中的，因为它是一种多糖。今天，通常都会把它单独列出来作为一类营养素，因为这是一种非常特殊的多糖，它既不能被胃肠道消化吸收，也不能产生能量。正因为这样，它曾经被认为是一种"无营养物质"，长期被冷落。如今，随着医学和营养学的发展，膳食纤维总算得到了足够的重视。

虽说膳食纤维既不能被胃肠道消化吸收，也不能产生能量，但是这并不是说膳食纤维就没有用，它在预防便秘、抗腹泻、解毒、降低血液胆固醇含量、预防肠癌等方面，都起着至关重要的作用。

一般来说，根据能不能够溶于水，我们把食物中的膳食纤维分成可溶性膳食纤维和不可溶性膳食纤维两类。

可溶性膳食纤维来源于果胶、藻胶、魔芋等，它们能够溶于水，但吸收得比较慢。在胃肠道内，膳食纤维和淀粉等碳水化合物交织在一起，能够延缓后者的吸收，使体内血糖水平不会升高得太快，可以起到降低餐后血糖的作用，这一点对于糖尿病患者尤其重要。

不可溶性膳食纤维的最佳来源是全谷类粮食，包括麦麸、麦片、全麦粉及糙米等。不可溶性纤维对人体的作用主要在于促进胃肠道蠕动，加快食物通过胃肠道的速度，减少吸收。另外，不可溶性膳食纤维在大肠中吸

收水分，软化大便，可以起到防治便秘的作用，能够预防肠癌、便秘、肠道息肉等疾病。

和"吃糠咽菜"的年代相比，膳食纤维在今天的重要性格外突出。因为随着生活越来越好，食物精细化程度越来越高，其中的膳食纤维越来越少，肥胖症、糖尿病、高脂血症等现代文明病的发病率也越来越高。特别是爱吃肉的朋友们，尤其要重视膳食纤维的摄入。

一般来说，全谷物食品、蔬菜、水果、豆类中含有丰富的膳食纤维，所以高脂血症、体形肥胖、糖尿病等人群，应该适当多吃豆类和新鲜蔬菜等富含膳食纤维的食物，它们对于降低血糖、血脂有一定作用。

🥕 7. 水：生命的源泉

跟以上所有营养物质相比，水是最重要的，它是人类生命的源泉。对人来说，水是仅次于氧气的重要物质。如果一个人不吃饭，单单依靠自己体内储存的营养物质，可以活上一个月；如果不喝水，连一周都撑不下去。一个成年人体内，60%～70%的质量是水；儿童体内水的比重更大，可以达到将近80%；两个月的婴儿则为91%。

为什么水对人这么重要呢？首先，它是构成人体组织的重要物质。人体内的水统称为体液，它集中分布在细胞内、组织间和各种管道中，是构成细胞、组织液、血浆等的重要物质。人体不同器官的水分含量差别很大，比如人的眼球含水量是99%、血液85%、肌肉76%、骨骼22%。如果大家长时间目不转睛地盯着电脑，眼睛会不会觉得干涩？这仅仅是因为缺少一点点水分。眼睛难受、皮肤干燥，这些都是大家明显能感受到的，而大家感受不到的、发生在血液和骨骼里的变化，就更严重了。

其次，水可以补充营养和参与机体各种代谢。在饮用水里，含有许多丰富的矿物质，比如钙、镁、铁、铜、铬、锰等，刚才我们已经介绍了这些矿物质的重要性。水还是各种营养素和物质运输的介质，它可以帮助机体消化食物、吸收营养、排出废物、参与调节体内酸碱平衡和体温，并在各器官之间起润滑作用。

水在人体内是无处不在、无时不需的，我们体内发生的一切化学反应都要在介质水中进行。如果没有水，营养不能被吸收；氧气不能运到所需部位；营养和激素也不能到达它的作用部位；废物不能排出，新陈代谢将停止，人的生命也就结束了。

人体一旦缺水，后果非常严重。如果缺水1%～2%，你会感到口渴；缺水5%，会感到口干舌燥、皮肤干燥；如果体内失水10%，就会威胁到健康，出现意识不清，甚至幻视；如果失水20%，人就会有生命危险。

因此，水是我们每天都要补充的营养物质。对于成年人来说，一般每天通过尿液、皮肤蒸发、呼气、粪便等产生的总排水量约为2500毫升，所以成年人每天的需水量应该超过2500毫升。

需水量与饮水量是不同的概念。人体每天摄入的水有20%～30%来自食物，其余70%～80%来自水和饮料，所以，世界卫生组织建议的饮水量为大约2000毫升。当然，具体的饮水量，还要根据具体情况调整，比如夏天运动完出汗多，就要适当多喝些水。

虽然各个国家制定的饮用水标准不同，但清澈透明、无异味、喝起来爽口解渴是优质饮用水的基本标准。最优质的饮用水，并不是纯净水、自来水，而是干净、卫生、无污染的天然水。可是在今天，这已经是奢望了，我们只能退而求其次，尽量多喝健康饮用水。

8. 能量：为一切生命活动提供动力

能量，你也可以叫它热量、热能等，它不是一种营养素，但是它同样无比重要，因为它是生命的能源。我们这一生的所有生命活动，不管是学习、运动、生长发育，还是维持正常体温等，都需要能量。

总体来说，人体的能量消耗主要用于满足维持基础代谢、体内活动和食物热效应三方面的需要，其中，基础代谢消耗的能量要占到总能量消耗的60% ~ 70%。什么是基础代谢呢？营养学上的定义是，一个人在安静和恒温条件下（一般是18 ~ 25℃），禁食12个小时以后，静卧、放松而清醒时的能量消耗。这时候的能量，仅用于维持体温、呼吸、血液循环及其他器官的生理活动需要。每个人基础代谢需要的能量是不一样的，给大家介绍一种简单的算法，大家可以自己计算出你的基础代谢的能量消耗（BEE）：

男性BEE=66.47+13.75×体重（千克）+5.00×身高（厘米）− 6.76×年龄（岁）

女性BEE=65.50+9.56×体重（千克）+1.85×身高（厘米）− 4.68×年龄（岁）

假如你是一名20岁、身高160厘米、体重50千克的女性，那么你每天基础代谢需要消耗的能量是65.50+9.56 × 50+1.85 × 160−4.68 × 20，计算结果是745.9千卡[①]。但是，基础代谢只是维持生命的最低能量消耗，你每天需要的能量肯定不仅仅是这个数字。

一个成年人，我们每天需要的热量等于人体基础代谢需要的基本热

---

① 千卡是常用的能量单位。国际标准的能量单位为焦耳、千焦，1千卡=4184焦=4.18千焦

量，加上体力活动需要的热量，再加上消化食物需要的热量。中国营养学会推荐的数值是，成年男性轻、中体力劳动者，每天需要能量2400~2700千卡；成年女性轻、中体力劳动者，每天需要能量为2100~2300千卡。根据各自的生理特点，婴儿、儿童和青少年、孕妇和乳母、老年人需要的能量有所不同。

那么，这些能量从哪里来呢？它大多数来自食物中的营养物质，但并不是所有的营养物质都能提供能量，只有三类营养物质可以，它们是碳水化合物、脂肪和蛋白质，它们经过体内氧化，可以释放能量，所以又被称为"产能营养素"或"热源质"。

对于这三类营养物质在提供能量时的比例安排，中国营养学会的建议是，碳水化合物提供的能量占总能量的55%~65%，脂肪占20%~30%，蛋白质占10%~15%为宜。年龄越小，蛋白质提供能量的比重越应该适当增加。另外，成年人脂肪摄入量不宜超过总能量的30%。

我们每天摄入的能量与消耗的能量，在正常情况下应该保持平衡，也就是摄入量与消耗量相同。如果长期摄入能量过多，多余的能量会以脂肪的形式存储起来。如果摄入的能量过少，将会消耗身体储备起来的能量物质，也就是脂肪，所以人会变得消瘦。

但是大家不要以为"这样挺好啊，饿饿就瘦了"，这十分不健康。尤其是你摄入的热量低于基础代谢能量消耗值时，可能会出现头晕乏力等症状，血压、血脂、血糖也会出现异常，所以，我不建议大家通过这种方式减肥。

9. 食全食美，营养都从吃上来

通过前面的介绍，大家已经知道了，这些营养素我们都要从食物中摄取。俗话说"人是铁，饭是钢，一顿不吃饿得慌"，吃饭不仅仅是为了拥有饱腹感，更是为了给身体提供营养。

只是大家对"营养"的理解未必是准确的。有人觉得食物越贵，营养越丰富；有人认为大鱼大肉有营养，要多吃，就这样出现了一个个小胖墩、大胖子；还有一些人矫枉过正，尤其是一些女性，把蔬菜水果当作主食。大家应该也没少听到过，很多家长会对孩子说："多吃点菜，少吃点饭没关系。"所以有一句笑话是这样说的："在妈妈看来，所有的疾病都是因为蔬菜吃得少。"

有的人担心自己日常饮食不够科学，想用保健品来补充，不经分析就买来各种营养补充剂，今天补钙，明天补充维生素。因为有了营养补充剂给予心理安慰，所以更加不注意一日三餐的合理搭配了，这都是不可取的做法。

事实上，食物的营养价值都是相对的。对补充蛋白质来说，奶、蛋类营养价值较高，但对补充铁来说，营养价值则较低；对补充热能来说，米、面类及油脂食品营养价值较高，但对补充蛋白质来说，营养价值却较低。没有一种天然食物能包含人体需要的所有营养素，为我们提供健康生活需要的一切营养。

上一章我们讲了，均衡才是营养的最高境界，我们需要各种各样的营养，也就需要各种各样的食物。虽然每种食物都含有多种营养素，但是各种食物所含营养素的内容和分量不同。鸡蛋、鱼、肉、奶等富含蛋白质；蔬菜、水果是体内维生素的重要来源；碳水化合物则主要来自植物性食物，比如粮谷、甘薯、土豆、白糖、蜂蜜等；脂肪主要来自动物油脂和植物油。

不同种类的食物正确搭配，才有益于身体各项机能的正常运作，所以在食物、营养、搭配，三者良好结合时，对健康有着重要的保障，这个道理相信大家不难理解。只是，如今有一部分人喜欢服用营养药物来补充营养，对健康人来说，这并不是一种很好的做法。

的确，一些特殊人群可能需要额外补充营养，比如孕妇在怀孕初期需要比较多的叶酸，所以医生可能会建议她们在怀孕早期（3个月内）补充叶酸，以降低神经管畸形儿的发生率。但是，这是针对特殊人群来说的，要在专业医生的指导下进行。即便如此，孕妇补充营养最好的途径，仍然是从食物中获取。

至于每个人需要哪些食物，要根据个人需要决定。我们要从年龄、活动量、健康情况各方面去综合考量，选择适合自己的营养食物。

第三章
帮助自己从误区中走出

随着生活水平越来越高，大家不仅要吃得饱，而且要吃得好，所以对营养也更加重视。但是，从营养学角度来看，坊间流传的很多关于营养的传言，并不是那么可信。因此，虽然不少主妇现在都很看重为家人挑选有营养的食物，但是，在食物安排与搭配方面，依然存在不少误区。

1. 蔬菜的营养真的不如鱼、肉、蛋吗

认为蔬菜的营养没有鱼、肉、蛋好，这是一个很多人都有的误区。尤其是很多妈妈，她们自己不爱吃肉，平时吃蔬菜比较多。但是有了孩子以后，她们对"营养"的理解马上发生变化，认为只有大鱼大肉才能给孩子补充营养。

我有一位老朋友，在她心中营养就是鱼、肉、奶、蛋。至于蔬菜水果，她也知道要吃，但是从来不认为它们重要。为了给孩子补充营养，她每天都要逼着儿子吃两个鸡蛋、两个鸡腿或者若干排骨、牛排，而且要喝两杯牛奶。如果儿子没有吃掉这些东西，她就特别着急。问题是，儿子在

幼儿园有午餐吃，晚上回家还要吃很多肉，由于他食量有限，就吃不了什么青菜了，主食吃得也不多。

我问她为什么要给儿子吃这么多肉，她说："肉、奶、蛋有营养啊，我儿子身体不好，得多给他补充营养，才不会老感冒。"的确，肉、奶、蛋很有营养，它们都是富含蛋白质的食物，可是人体需要的营养，绝不仅仅是蛋白质。以前美国人有一个食品金字塔量表，把肉类、牛奶制品列为最重要的营养，但现在这个量表已经被禁用了，因为这样做的结果是导致美国各种癌症、心脏病发病率不断上升。古人说："三日可无肉，日菜不可无"，蔬菜是矿物质和维生素的主要来源，尤其是在膳食中缺少牛奶和水果时，蔬菜就显得格外重要。

营养学中有一句著名的话："没有不好的食物，只有不合理的膳食结构。"前面我们讲了，均衡才是营养的最高境界，我们需要各种各样的营养，也需要各种各样的食物。良好的营养来自均衡的搭配，如果不重视搭配，只关心"这个营养好，那个不好""这么吃好，那么吃不好"，很容易营养不均衡。

作为一名专业营养学师，我通常建议大家不要教条地理解平衡膳食。有些人总是觉得，平衡膳食就得按照专门制定好的食谱进餐，太麻烦，于是望而生畏，其实不是这样的，我们只需要掌控一段时间内食物的品种和数量，获取一个大致的均衡就可以。比如，昨天肉吃多了，今天适当多吃点蔬果，在几天之内让营养相互补充、调整就好。

2.吃的种类越多，未必营养就越好

不管是做讲座，还是在网络上，往往会有很多朋友问这样一个问题："既然您说营养均衡，食物多样化，那是不是吃的种类越多营养越好？"乍一看，这样说好像是对的，吃的种类越多，营养就越全面嘛，其实不是这样的。第一，要看你吃的那些食物分别能够提供哪些营养；第二，要看食物之间的搭配是否能发挥协同作用，让营养更好地被吸收。

在一次音乐会上，我认识了一个热情的中俄混血姑娘，三十多岁，特别健谈。她说自己笃信天主教，要把一生献给圣母，所以一直单身。我夸她身材很好，她很兴奋地跟我讲起了她的饮食。她说为了保持苗条身材，自己不但已经多年不吃主食，也几乎不吃油，而每天要吃两个苹果，分季节吃各种水果，还有一大盆蔬菜沙拉，总共有十多种蔬菜吧。

像这种饮食模式，每天吃十多种食物，单看数量不算少了，可是营养好吗？当然不好，这种吃法虽然维生素、矿物质丰富，可是蛋白质、脂肪和糖类的摄取量是不够的，而且这样吃，一些脂溶性维生素也无法吸收。

这个姑娘的例子可能比较极端，但在很多人身上都有这种做法的影子。有人喜欢吃肉，每天鸡鸭鱼、猪牛羊，吃上好多种肉；有人喜欢吃蔬果，每天就吃很多种蔬菜水果，这都是不妥当的做法。白面馒头、白面面包、白面面条不是种类多样，它们只是精白面粉的不同表现形式；肉肠、炒肉丝、红烧肉也不是种类多样，只是猪肉的不同做法而已。

我们应该做的是让每天的食物中都有粮谷类、肉类、豆类及其制品、奶、蛋和蔬菜水果，这样的种类丰富才是营养好。

除此之外，我们要尽可能发挥食物的协同作用，让吃下去的食物能够更好地吸收。比如，很多人都知道牛肉补铁，可是为了补铁只吃牛肉远远不够，还要搭配新鲜蔬菜和水果。因为新鲜蔬果中的维生素C可以促进人体对铁的吸收，能够大大增加人体对铁的吸收率。

再比如，维生素B_6离开锌、锰无法发挥作用，因为维生素B_6只有在体内转变为吡哆醇-5-磷酸后才能发挥作用，完成这个转换需要一种酶，而这种酶的活性依赖于锌和锰。如果你缺乏锌和锰，那么维生素B_6无法在人体内发挥作用，也会表现出缺乏的症状。

因此，我们平时的饮食，除了要种类多样化，还要注意食物之间的搭配。俗话说"米饭加豆，等于吃肉"，用主食搭配豆类，主食的赖氨酸含量低、蛋氨酸相对较高，而豆类蛋白质中却是赖氨酸高、蛋氨酸较低，二者搭配可以明显提高蛋白质的品质。主食搭配肉类，也是类似道理。而油脂与蔬菜搭配，可以让类胡萝卜素、叶绿素等脂溶性物质得到更好的吸收。

3. 身体疲劳能否靠肉来补

我有一位长辈，在儿子家帮忙带孙子，她经常挂在嘴上的一句话就是："儿子上班太累了，孙子学习太累了，得多吃肉补补。"所以，他们家的晚餐，基本上就是各种肉类。他家儿子有时候累了一天，回到家实在没胃口，就想喝碗白粥，可是又不忍拂了老太太的好意，就让我帮忙劝说一下老太太。

这事儿我答应了下来，因为老太太的做法确实不妥。在很多老辈人心里，身体累了就得好好补补。用什么补呢？当然是肉、奶、蛋，因为它们有营养。可能是因为他们那时候生活水平低，平时吃不到富含优质蛋白质的食物，所以形成了这样一个观点。实际上，在今天，这种做法是不合适的。

人在感到非常劳累的时候，最关键的是休息。其次，是用清淡丰富的食物为身体提供营养，帮助恢复。具体该吃什么食物，也要根据劳累的性质来确定。

如果是体力劳动者，他们大多是以肌肉和骨骼的活动为主，消耗能量高。劳累的时候，需要吃一些热量高的主食，比如大米饭、玉米面等满足热量供给。同时，要多吃一些富含蛋白质的食物，比如肉、蛋等来补充体力消耗。但是大家要注意，即便如此，也千万不要大鱼大肉地猛吃，因为它们含有大量脂肪和胆固醇等不易消化的物质，会给肠胃带来太重的负担。

如果是脑力劳动者，当他们感到身心俱疲的时候，除了多睡觉、多锻炼以外，也不应该多吃肉类。对于脑力劳动者来说，碳水化合物丰富的食物会使脑中的血清素增加，但是血清素具有镇静作用，让大脑感到困倦，无法达到最佳状态；高脂肪的食物不易消化，会让流往大脑的血液减少，降低脑的应激性和灵敏度；含有优质高蛋白的食物，可以让人的血液中酪氨酸增加，让精力的集中程度更高。

因此，脑力劳动者工作日的午餐，可以吃一些高蛋白的食物，但是在特别劳累的时候，如果想让大脑休息，应该给大脑补充一些能提高情绪、消除抑郁、减轻压力的营养食物，比如猕猴桃、香蕉、草莓、柑橘、葡萄、柚子、西瓜、菠菜、山药、毛豆、苋菜、大葱等富含钾元素的食物，钾能维持神经、肌肉的兴奋性；还可以适量吃些坚果，因为核桃仁、开心果、杏仁这一类的坚果，含有丰富的卵磷脂、维生素、微量元素，它们能给大脑提供营养和能量，可以很好地缓解脑疲劳；另外，富含B族维生素和钙的食物，可以调节情绪，让人不那么焦虑、抑郁。

总而言之，劳累的时候，不是不能吃肉，肉可以吃，但肯定不是大鱼大肉地狂吃。我们应该根据自己到底是哪种状态的劳累，判断自己需要哪些营养来消除疲劳，而不是猛吃肉。

4. 吃一些营养补充剂好不好

如果说误以为"吃肉最有营养"是没有营养学常识的人犯的错误，那么，盲目服用保健品，则是略懂营养学的人常犯的错误。他们知道自己的健康需要，补充各种各样的营养，尤其是各种维生素和矿物质容易缺乏，就擅自服用维生素片、钙片等保健品。

在美国，这种做法由来已久，他们把这些营养药物叫作营养补充剂。然而，对于这些营养补充剂，已经有多项研究声称其没有作用了。

比如2015年10月14日的美国《新英格兰医学杂志》发表专文，回顾了2004～2013年63家急诊科因营养补充剂而就诊急诊科患者的监测数据。数据显示，这些年共有3667例因营养补充剂的不良反应而去急诊科就诊的案例。其中1/4以上是年龄在20～34岁的年轻人，约1/5是儿童，儿童主要是因为在家长监管不到位的情况下误食了成人营养补充剂。大家吞下的营养补充剂五花八门，比如属于营养补充剂的氨基酸、益生菌、维生素及矿物质等。

研究人员估计，在美国，营养补充剂每年使2.3万人进入急诊室，2100多人住院。虽然年轻人通常被认为是身体健康的群体，但这一年龄段的人群，却是因营养补充剂的不良反应进急诊室最多的。我国的保健品服用没有这么普遍，所以这种情况看起来没那么突出，但据我所知，这种倾向越来越严重，年轻人和儿童尤其应该引起重视。

在我国的一些大都市，出现了"胶囊一族"，他们由于收入高、工作好、讲究生活质量，早、午、晚按时服用维生素、钙片、铁剂、番茄红素……看起来，他们似乎很爱惜身体，实则不然。实际上，除了已经确诊为某种营养素缺乏的人群外，只有三类人群需要服用保健品。

第一类是营养素摄入偏少，比如严重偏食或者节食，甚至厌食的人；第二类是营养素需要量大的人群，比如孕妇、青春期的少年；第三类是营养素消化吸收差的人群，比如老年人、胃肠道疾病患者和特殊疾病群体。

除了他们，其他人想要服用保健品的时候，都最好要咨询医生的意见。因为大部分营养元素都具有"J"型或"U"型风险曲线。这是一种"摄入量—反应"曲线函数。以摄入量作横坐标，风险反应作纵坐标，画出来的曲线如果呈"J"型，叫"J"型曲线，如果呈"U"型，叫"U"型曲线。营养素的"摄入量—反应"关系往往表现为"U"型。也就是说，它的最佳摄入量保持在一个范围内，低于上述摄入量和高于上述摄入量，都和增加风险呈现正面相关性。

因此，如果身体里面某种营养元素不足，补充或许对人有益，但是，如果你的身体中的某种营养元素已经足够，甚至所含剂量较高的话，再服用营养补充剂，就有可能导致中毒，那就太得不偿失了。

即便是正在长身体的儿童、孕妇，以及长期饮食作息习惯不好的人，需要补充保健品的时候，也不能随意听信广告，而是要遵医嘱。如果不经医生指导就盲目服用，可能对身体带来很多负面的影响。

🥕 5. 骨头汤是补钙的"神汤"吗

骨头汤能补钙，是很多人都知道的食补方法。但是，在营养学看来，这不是一个正确的观点，有可能对需要补钙的人形成误导。

有一位网友遇到的问题非常典型，她是一位正在哺乳的妈妈，生完孩子以后一直母乳喂养。怀孕后期的时候，她出现过小腿抽筋等缺钙症状，从那以后婆婆一直给她熬骨头汤喝，将近一年的时间就没停过。可是，最近一次干家务的时候稍微多用了些力，竟然左臂骨折了。去医院，医生说她缺钙。她满以为自己肯定不会缺钙的，特别惊讶："我经常喝大骨头汤，怎么还会缺钙？"

我小时候，爸爸妈妈也老是让我喝骨头汤，说是能补钙。后来我才知道，这是一个流传已久的误会。骨头汤里面含有蛋白质、脂肪、胶原蛋白、磷酸盐，所以它的口感还是不错的，对身体健康也有益。但是，它的钙含量却微乎其微，而且缺少促进钙吸收的维生素D，所以，单纯靠喝骨头汤，达不到补钙的目的。

由于钙在体内主要以骨骼、牙齿的形式存在，所以很多人都觉得如果用骨头熬汤，就能把骨头中含有的钙熬进汤里。事实上，因为骨头里面的钙绝对不会轻易溶出来，所以骨头汤的含钙量微乎其微。

虽然用慢火在骨头煲软之后加醋炖，可以形成钙沉淀，让汤里的含钙量高一些，但是就补钙的功效来看，仍然不值得推荐。除非你把肉骨头一直熬成骨头渣，连渣一起吃掉，才能补钙。但实际上，谁也不会那么做，所以，想用骨头汤补钙，只是人们一厢情愿的想法。

如果是身体健康的人，也就罢了。如果是孕妇、骨折患者、骨质疏松症的老年人等，这些对钙的需求量比较大的人群，要是只喝骨头汤补钙，可能就会跟上面的孕妇一样，导致严重缺钙。

在天然食物中，补钙的首选食物是牛奶。如果不喜欢喝牛奶，可以吃一些绿色椰菜、豆腐和含骨小鱼虾来补钙。同时也要多晒太阳，这样才能让钙得到更好的吸收。

🥕 6. 少吃荤油，多吃素油就是健康的吗

目前，我们国家的心脑血管疾病发病率非常高。大家应当都有感触，听说隔壁家大爷有冠心病或者动脉硬化，就跟听说他得了感冒一样平常。

上了年纪的人或者有高血压等疾病的人，可能会经常听到这样的劝告："少吃荤油，多吃素油。"我有一位老邻居，就是这种情况，自从听说荤油不好，他和老伴就再也没有吃过一块肥肉，家里炒菜也一直用的是植物油。本来他觉得这样做就可以高枕无忧了，可是后来他又听到一个说法，说老年人应当吃点荤油，对身体有好处。理由是，不吃荤的老年人身体容易衰弱，抵抗力比较低。甚至还有人说，光吃植物类食物可能会增加患癌症的危险。老人家一听急了，就来问我："这油到底应该怎么吃？"

说起这个问题，我们先来看看荤油和素油里分别都有什么对人体有益的成分。基本上，不管是荤油还是素油，不管是猪油还是牛羊油，不管是

花生油还是橄榄油，里面的维生素和矿物质含量都低到可以忽略不计，它们的主要成分都是脂肪，差别只在于所含脂肪酸的质量不同。

简单来说，人体所需的脂肪酸有三类：饱和脂肪酸（S）、单不饱和脂肪酸（M）和多不饱和脂肪酸（P）。很多人在判断一种油好不好时，往往会根据其饱和脂肪酸含量。大家觉得，荤油的饱和脂肪酸含量太高，所以不好。其实，植物油和动物油，也就是荤油和素油，它们最大的区别是荤油含有胆固醇，而素油没有。至于脂肪中的饱和脂肪酸高还是低，其实并不在于它是动物性脂肪还是植物性脂肪。

比如，鸡鸭脂肪含有较多的不饱和脂肪酸，比棕榈油要高；鱼类脂肪的不饱和脂肪酸含量则相当于花生油、芝麻油。目前已知饱和脂肪酸含量最高的有椰子脂、棕榈仁油和可可脂，它们都是植物油，但饱和脂肪酸含量比猪油还高，所以，说"动物油饱和脂肪酸含量高，植物油不饱和脂肪酸含量高"是不准确的。

应该说，橄榄油、坚果油、菜籽油、玉米油、花生油等这些油的单不饱和脂肪酸含量比较高，比如花生油中的S：M：P为1：2：2；葵花油、粟米油、大豆油等植物油的多不饱和脂肪酸含量较高，比如，大豆油中脂肪的S：M：P为1：1.5：3.5。

虽然我们通常把饱和脂肪酸认为是坏的脂肪，但是每个人每天要吃齐这三种脂肪酸，世界卫生组织和联合国粮农组织对膳食脂肪酸的摄取量提出的建议是饱和脂肪酸：单不饱和脂肪酸：多不饱和脂肪酸=1：1：1。也就是说，尽管饱和脂肪酸摄入过多可能增加患心脑血管疾病的风险，但是我们仍然是需要它的，因为油脂摄取失衡也会导致疾病。

我们经常食用的素油不饱和脂肪酸含量较高，而多不饱和脂肪酸容易氧化，尤其在油炸、油炒或油煎的高温下，多不饱和脂肪酸最容易被氧化变成毒油。如果同时摄入的抗氧化剂不够充分，很可能会因为细胞膜氧化受损而增加患癌症的危险。

因此，"少吃荤油"是对的，但不是完全不能吃，尤其是当胆固醇摄取不够时，还是应该适当吃些荤油的。而且，吃不吃荤油跟身体衰弱是没有太大关系的，老年人倒也不是必须要吃点荤油来跟素油平衡。

"多吃素油"也不对，一方面素油摄入不宜过多，另一方面要看你吃什么素油。如果吃的是饱和脂肪酸含量高的素油，跟吃荤油也没什么差别。如果吃的是不饱和脂肪酸含量高的素油，最好能够同时补充摄入维生素E等抗氧化物质，这样才会更健康。

7. 越贵的食材是否真的越有营养

因为工作需要，我会和很多白领打交道，发现一个普遍存在的现象。当我问一些年轻的女白领平时是否做饭的时候，她们说偶尔会做；问她们知不知道菜价的时候，她们大都摇摇头，完全没概念；问她们是怎样选择食材的，答案可以分为两类，一类是"喜欢吃什么买什么"，另一类是"超市价签上什么贵买什么"。

显然，这两种做法都是不对的。前一种的问题显而易见，偏食容易出现营养不良；至于后一种"只选贵的"的做法，它的问题在于并不是越贵的食材就越有营养。

我小时候，物质资源还比较匮乏，大家生活水平普遍不高，所以低收入家庭，尤其是教育水平比较低的家庭，通常会买那些脂肪多、淀粉多、糖多的食物，因为它们既便宜又顶饿；而那些家庭条件相对比较好，受教育水平也比较高的家庭，知道蔬菜水果的重要性，所以舍得投入更多成本去买。相对而言，后者的膳食模式更健康。我相信，今天这种现象依然是存在的。从这个意义上来说，家庭日常饮食开支高，肯买各种蔬果、坚果的家庭，可能比只吃主食和最常见的蔬菜肉类的家庭营养均衡。

但是，这绝对不是说，我们平时购买食材的时候，那些越贵的就越有营养。每种食物都含有营养素，只不过是各有所长。举个例子，一个鸡蛋只要几毛钱，一只鲍鱼最便宜的那种，价格至少也是鸡蛋的10倍。现在我们看看两者的营养素对比：

食物/100克	能量/千卡	蛋白/克	脂肪/克	胆固醇/毫克	碳水化合物/克
鸡蛋	156	12.8	11.1	1510	1.3
鲍鱼	84	12.6	0.8	242	6.6

大家可以看到，鸡蛋提供的能量要比鲍鱼高，蛋白质的含量差不多；鸡蛋脂肪、胆固醇的含量要比鲍鱼高，鲍鱼含的碳水化合物比鸡蛋高不少。但是，大家吃鲍鱼，应该不是冲着碳水化合物去的吧？

我们再看维生素和矿物质含量的对比，鲍鱼的钙、铁、硒要比鸡蛋的多好多，但是鸡蛋中的维生素A比鲍鱼多得多，B族维生素也比鲍鱼多，烟酸含量差不多，都不含维生素C。所以，要说鲍鱼里面的营养素含量比鸡蛋高很多，还真不一定。

综上，并不是在饮食上花的钱越多，饮食就越健康，你没必要在同一种食物中挑选最贵的。比如，精白米面未必比普通米面更营养，反季节蔬菜也没有比时令蔬菜更有营养，而土鸡蛋、山鸡蛋、生态蛋、草鸡蛋、绿壳蛋、无公害散养鸡蛋等，它们的营养价值也不像价格那样"高贵"，普通鸡蛋其实已经能满足大部分人每天的健康需求了。

有些朋友喜欢买进口的食物，总觉得越贵越好。他们不吃国产苹果，而是吃贵得多的进口美国蛇果，这并不利于营养吸收。一方水土养一方人，自家门口的苹果树上结的苹果，虽然便宜，可营养并不差。进口的水果需要经过保鲜处理再加上长途运输，价格肯定便宜不了，但营养已经打了折扣。所以，你为食物掏的价钱，跟它们的营养价值并不成正比。

🥕 8. 鸡蛋黄里的胆固醇真的过高吗

前一阵子有一位网友发邮件问我，说单位最近体检，查出自己胆固醇偏高。他平时爱吃鸡蛋，一顿早饭能吃两个。同事们都告诉他鸡蛋黄胆固醇含量高，他这高胆固醇，没准儿就是吃鸡蛋吃的。一听这话，他再也不敢吃蛋黄了，只吃蛋清。可是这位先生平时节俭惯了，看到自己爱吃的蛋黄一个个被扔掉，也挺心疼的，就想问问我，蛋黄是不是真的不能吃。

我的答案是：蛋黄营养丰富，当然可以吃，而且胆固醇偏高的人也能吃。蛋黄被人们冤枉了很久，这里有必要给它正名。根据2015版《中国食物成分表》的数据，假如我们把一个鸡蛋的重量按50克计算，那么一个蛋黄含的胆固醇大约是242毫克。大家先记下这个数据。

现在我们来看胆固醇。大家不要提胆固醇色变，它不是一种对人体有害的物质。我们的身体需要胆固醇。而且，胆固醇主要来自人体自身的合成，食物中的胆固醇是次要补充。就算你不吃鸡蛋、动物内脏，身体也会自己合成一定的量来补充。体检报告中的坏胆固醇，还真不一定是吃进去的。

比如，一个体重70千克的成年人，体内大约有胆固醇140克，每天大约更新1克，其中4/5在体内代谢产生，只有1/5需要从食物补充。也就是说，每个人每天需要从食物中摄取胆固醇200毫克。一个蛋黄的胆固醇含量是242毫克，看起来是不是多了？

没关系，因为胆固醇在人体内的吸收率只有30%，如果吃鸡蛋的同时还吃了其他谷物或豆类，这个吸收率还要进一步降低。所以，你每天吃两个鸡蛋，把蛋黄也吃掉，这个胆固醇摄入量是没问题的。当然，我们只计算了鸡蛋，如果你今天还吃了很多动物脑、肝、肾等高胆固醇的食物，肯定就不能吃太多蛋黄了。大家可以计算一下，控制每天的胆固醇总摄入量就可以了。

蛋黄的营养非常丰富，维生素种类齐全，含有所有的B族维生素、维生素A、维生素D、维生素K，以及微量的维生素C。尤其重要的一点是，蛋黄中的胆固醇是磷脂的极佳来源。蛋黄中的磷脂主要是卵磷脂和脑磷脂，卵磷脂具有降低血胆固醇的效果，并能促进脂溶性维生素的吸收；脑磷脂对儿童大脑和神经的发育具有很好的作用。磷脂还可以提高记忆力，预防脑萎缩、老年痴呆。因此，如果仅仅因为担心蛋黄胆固醇含量高就把它丢掉，实在是太可惜了。

那么，胆固醇高的人能不能吃蛋黄呢？事实上，引起胆固醇偏高的原因很多，并不是只有胆固醇摄入过多这一个因素。如果你只是胆固醇偏高，血糖、血脂，以及胆囊、肝脏都没什么问题的话，每天吃一个鸡蛋，对你不会有害处，也不会增加患心脏病的风险，这一点大家不用担心。如果想要降低胆固醇，运动才是最靠谱的。

9. "四条腿的"是否真的比不过"没腿的"

坊间流行一种说法，说"四条腿的比不上没腿的"。四条腿的，说的是猪、牛、羊、兔等四条腿的畜类，主要是红肉；而没有腿的，指鱼等水产品。

从营养学角度来看，四条腿、两条腿和没有腿的都属于肉类，共同特点是优质蛋白质含量高。鱼类的蛋白质含量在15%~22%，猪瘦肉、牛羊肉蛋白质的含量都在20%左右，两者相差不是很大。但是鱼肉的蛋白纤维细，容易消化吸收，而红肉的蛋白纤维比较粗，需要更长的时间去消化。

它们的不同点在于，脂肪含量和维生素、矿物质含量不同。先说脂肪含量。鱼肉脂肪含量平均在5%左右，而红肉的脂肪含量差别有点大。牛里脊肉中脂肪含量仅为0.9%，而猪肥肉的脂肪含量高达90%。总体来说，红肉的脂肪含量普遍比鱼肉高。

再说维生素和矿物质。鱼肉含有丰富的维生素A及维生素D，特别是鱼的肝脏含量最多。红肉含有丰富的铁，铁是血红蛋白的重要组成部分，而且瘦肉中的铁为血红素铁，生物利用率比较高，更容易被人体吸收利用。女性大都很容易贫血，适量吃红肉，可以很好地防治缺铁性贫血。而猪肉，虽然脂肪含量较高，让怕胖的人不喜欢，但却含有丰富的维生素B_1。

作为营养师，我并不赞成把食物分成三六九等。鱼肉和红肉营养有别，我更建议大家二者搭配、替换着吃。《中国居民膳食指南》推荐，成年人每天摄入的鱼虾类食物以50~100克为宜，畜禽肉类50~75克。

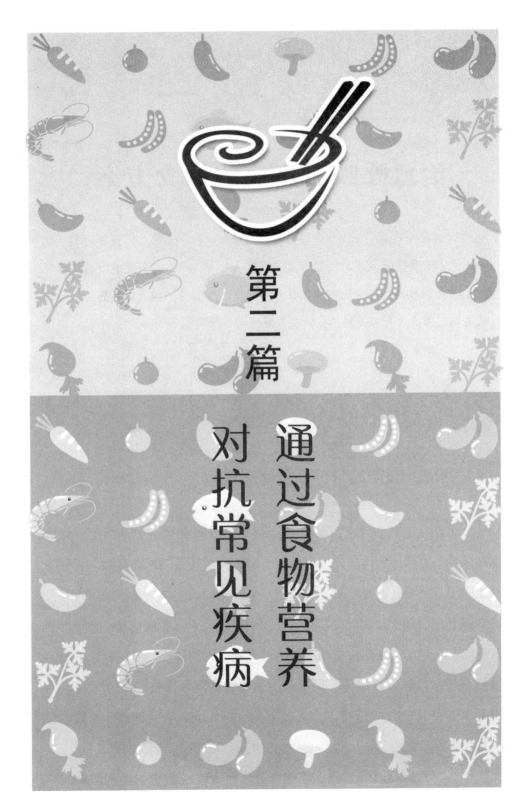

第二篇

通过食物营养

对抗常见疾病

第四章
治愈呼吸道疾病的饮食方案

呼吸道感染是我们在生活中容易见到的疾病，一年四季、任何年龄都可以出现。大家别觉得呼吸道感疾病不过是咳嗽、感冒、发烧，虽然它们通常有自限性，而且预后良好，但仍然有少数人会继发支气管炎、肺炎等疾病。最好的方法是通过营养来帮助身体尽快恢复，既安全，又能提高身体的免疫力。

1. 燕麦，预防感冒，降低哮喘风险

在美国《时代》杂志评选的"全球十大健康食物"中，燕麦位列第五，是唯一上榜的谷类。它不仅营养丰富，而且还是功能性食物，具有降低胆固醇、平稳血糖的功效。

随着人们健康意识的提高和营养知识的普及，燕麦现在是一种相当受欢迎的食品，大家在超市里基本都可以买到。它的流行不是没有原因的，虽然直接吃口感显得粗糙，但这是因为它的水溶性膳食纤维含量高，分别是小麦和玉米的4.7倍和7.7倍。这些膳食纤维非常有益健康，尤其适合"三高人群"食用。

作为一种低糖、高营养、高能食品，燕麦在谷物中的确有骄傲的资

本。与其他粮食相比，它含有的各种营养物质都名列前茅，尤其是维生素E含量特别高。此外，燕麦粉中还含有谷类粮食中缺少的皂苷，而这种物质是人参的主要成分。

对于呼吸道来说，燕麦丰富的β-葡聚糖能改善免疫系统，有效抗击病毒、细菌和寄生虫的入侵，从而提高人体抗细菌、抗氧化的能力，有效增加人体的免疫力，抵抗流感。儿童常吃含燕麦的食物，有助于降低患哮喘的风险。

不过，燕麦虽然营养丰富，却不容易消化，所以，吃燕麦要掌握"少量、经常"的原则，每天不要超过40克，小孩或者老年人还应该再减少一点，否则有可能造成胃痉挛或者腹部胀气。在燕麦的各种吃法里，我更推荐煮粥，因为更好消化，这里给大家推荐两道食谱：

【牛奶燕麦粥】

材料：牛奶250毫升，燕麦40克，白糖适量。

做法：锅中加入适量的清水，烧开后加入燕麦。大火再次煮开后，关小火煮至燕麦变得黏稠。倒入牛奶一起煮至微开，小火再煮一会儿即可，可酌情加入白糖调味。

营养师提醒：煮燕麦片的一个关键就是要避免长时间高温煮，否则会破坏维生素。生麦片需要煮20～30分钟，熟麦片则只需5分钟。熟燕麦片与牛奶一起煮只需要3分钟，中间最好搅拌一次。

【燕麦山药粥】

材料：燕麦40克，铁棍山药1根。

做法：山药削皮，洗净，切成小块。小奶锅加入半锅水，烧开，加入山药块，煮到水稍微浑浊变白，加入燕麦。转小火，轻轻搅拌并注意锅底不要煳，熬煮5分钟左右即可。

营养师提醒：燕麦和山药同煮，营养搭配非常健康，三高患者也可以放心食用。

2. 白菜，全面预防冬季感冒

我们形容一种商品便宜的时候，往往会说"白菜价"，可见白菜的价格有多么的低廉。但是，大家不要觉得廉价就不好，白菜虽然便宜，营养可不差，当得起"物美价廉"的名头。

在寒冷的冬天，白菜和萝卜一起撑起了蔬菜的半壁江山。白菜不仅有食用价值，它还有很高的药用价值。白菜中除了含有糖类、脂肪、蛋白质、粗纤维、钙、磷、铁、胡萝卜素、维生素B_1、维生素B_3外，还含有丰富的维生素C、维生素B_2，含量比苹果、梨分别高5倍、4倍；微量元素锌的含量高于肉类，并含有能抑制亚硝酸胺吸收的钼。维生素C可增加机体对感染的抵抗力，用于维生素C缺乏病、牙龈出血、各种急慢性传染病的防治。白菜汁中的维生素A还可增加呼吸道黏膜的抵抗力，预防感冒。

老百姓常说"白菜萝卜保平安"，冬天气候比较干燥，而白菜含有的水分比较高，而且好消化，所以不管是感冒，还是咳嗽、咽喉发炎，吃白菜都没问题。如果是想要预防呼吸道疾病，我给大家推荐两道食谱：

【凉拌白菜心】

材料： 白菜心适量，虾皮、大葱、香油、精盐、醋、味精各适量。

做法： 挑选结实的大白菜心，洗净沥干水，细细切成丝。大葱取葱白，顺切成细丝。把白菜丝和葱白丝，加上虾皮、精盐、醋、味精、香油混合，拌匀即可。

营养师提醒： 这道菜开胃消食、清热爽口，更适合夏天食用。

【醋熘白菜心】

材料： 白菜心1棵，水发海米30克，酱油、醋、味精、香油、湿淀粉、大葱、生姜各适量。

做法： 将白菜心洗净，切成片。海米用温水泡开。姜和葱切成末。锅中放油，大火烧热后，用葱、姜末烹锅，倒入白菜翻炒，再加上海米、酱油快速翻炒，然后稍微多加些醋，勾芡、放味精，颠翻几下，淋上香油即可。

营养师提醒： 加海米的时候，可以同时加入适量泡海米的水，会让菜肴味道更鲜美。

3. 柠檬，感冒时多补充

柠檬可以说是世界上最有药用价值的水果之一，它富含维生素C、糖类、钙、磷、铁、维生素B_1、维生素B_2、烟酸、奎宁酸、柠檬酸、苹果酸、橙皮苷、柚皮苷、香豆精、高量钾元素和低量钠元素等，对人体十分有益。

由于柠檬含有丰富的维生素C，所以在感冒的时候可以适当多喝点柠檬水。大家应该都听过大名鼎鼎的"VC银翘片"吧？拜它所赐，维生素C可能是所有维生素中知名度最高的了。

早在20世纪70年代，一本名为《维生素C和一般性感冒》的书籍面世了。由于它的作者是诺贝尔奖获得者——化学家莱纳斯·鲍林，所以，从此以后，维生素C能预防感冒的观念便深入人心。

虽然柠檬水是很多人都喜欢的饮料，不过很多人觉得，胃病患者不能喝柠檬水，因为酸性太强会刺激胃酸分泌。但实际上，纯柠檬汁pH值在2.5左右，和可乐相当，但我们极少直接喝柠檬汁，而是泡水喝。用一片柠檬来泡一大杯水，泡出来的柠檬水酸度很淡，根本没有可乐之类甜饮料那么容易刺激胃酸分泌，也不至于造成胃溃疡。

西方人喜欢把柠檬汁挤在鱼、肉、蛋上，是因为柠檬酸有利于多种矿物质吸收。而且，他们还喜欢在感冒的时候喝柠檬水，因为柠檬含有丰富的维生素C，它对人体发挥的作用犹如天然抗生素，具有抗菌消炎、增强人体免疫力等多种功效，感冒初期喝点柠檬蜂蜜水，可以缓解咽喉痛的症状。每天往鼻子里滴几滴柠檬汁，还可以帮助治疗鼻窦炎。

大家可能不知道，柠檬也能祛痰，而且功效比橙子和柑橘还要强。柠檬果皮富含芳香挥发成分，把柠檬切片加入温水和少量食盐，可以杀菌，治疗咽喉痛，还有助于将喉咙积聚的浓痰顺利咳出。这里给大家介绍两道食谱：

【柠檬盐水】

材料：新鲜柠檬1个，精盐20克，清水300毫升。

做法：把柠檬洗净切片，一杯水只需要用到2片。准备好杯子，加入清水，将柠檬片和精盐倒入，搅拌均匀即可。

营养师提醒：可以把柠檬用水打湿，表面抹上一层精盐，轻轻摩擦片刻，用水冲洗干净。

【柠檬蜂蜜水】

材料：柠檬2个，蜂蜜500毫升，精盐适量。

做法：将柠檬洗净，两头切去后，再切成薄片。以一层柠檬、一层蜂蜜的方式放入干净的玻璃瓶或者是密封瓶中。将切好的柠檬片全部浸入蜂蜜中，盖上盖子，放入冰箱中保存1周左右。饮用的时候，用无水无油的筷子取2片柠檬，放入杯中，倒入少许浸过柠檬的蜂蜜和凉白开，搅拌均匀即可。

营养师提醒：剩下的柠檬蜂蜜需要继续放入冰箱中保存。如果柠檬暴露于蜂蜜之外，就要再多倒一些蜂蜜，否则暴露于空气中的容易变质。也不要用过热的水泡，那样会损失柠檬的香味和蜂蜜的营养价值。夏天可以放入冰箱冷藏室内变凉之后饮用。

4.百合，镇咳化痰，增强肺功能

百合不仅花长得漂亮，根茎也是一味良药。它除了含有蛋白质、脂肪、淀粉、钙、磷、铁、B族维生素、维生素C等营养素外，还含有一些特殊的营养成分，比如秋水仙碱等生物碱。

这些成分综合作用于人体，不仅营养丰富，而且滋补的功效也不错，可以促进血液循环，帮助消化。尤其对于因为秋季气候干燥而引起的多种季节性疾病，有良好的防治作用。

传统医学认为百合有养心安神、润肺止咳的功效，对病后虚弱的人非常有益。在药理研究中可以证明这一点。肺气虚模型游泳实验①表明，把百合制剂喂给小鼠，能显著延长游泳时间。甲亢阴虚模型耐缺氧实验②也表明，百合能明显增强小鼠耐缺氧能力，也就是说，它对于肺功能有明显的好处。另外，在小鼠身上我们还发现，百合有明显的镇咳、祛痰作用。

百合可以做菜，也可以用来煮粥，这里给大家介绍两道食谱：

【西芹百合】

材料：百合4朵，西芹200克，生抽适量。

做法：西芹切小段，百合洗净。锅中放油，加热后，放百合、西芹一起炒，快速炒1分钟左右，淋点生抽调味即可。

营养师提醒：百合和西芹都是能够快速成熟，并且可

① 将肺气虚的小鼠放在水中，观察它游泳时间的改变。
② 将甲亢阴虚的小鼠放在缺氧环境中，测试它耐缺氧时间的改变。

以生吃的蔬菜，所以不要炒得过熟。

【百合绿豆粥】

材料： 百合9克，绿豆15克，大米100克，冰糖适量。

做法： 把绿豆洗干净，泡2个小时后放入锅中干炒5~6分钟。锅中加水，放入绿豆和百合，煮15分钟，再放入大米，煮开后转小火。熬至粥黏稠合适后，根据个人口味加入冰糖即可。

营养师提醒： 绿豆干炒是为了减少煮的时间，也可以省略这一步。此粥偏寒，风寒外感、肠胃虚寒、腹泻的人不适合多吃。

5.核桃，防治慢性气管炎和哮喘

核桃和杏仁、腰果、榛子并称为世界"四大干果"，它们都是坚果中的佼佼者。很多人对核桃的了解仅限于它能补脑，只是因为核桃补脑这个功效名声在外，甚至掩盖了它的其他益处。其实，核桃镇咳平喘的作用也不错。

长期以来我们认为核桃的很多疗效，都已经可以用现代营养学来解释了。说它可以治疗腰痛骨软，是因为它含有丰富钙质，有助于强健骨骼；说它可以治疗失眠，是因为含有维生素B_1，能够促进新陈代谢；说它可以治疗哮喘，是因为含有丰富的维生素E，有助于防止气喘；说它润肠通便，是因为含有膳食纤维和不饱和脂肪酸，有助于肠道蠕动旺盛。

所以，在呼吸道发病率较高的冬春季节，或者季节交替的时候，大家不妨也吃点核桃，对慢性气管炎和哮喘病患者都大有裨益。这里给大家推荐两道食谱：

【核桃炖鸡蛋】

材料：核桃4个，鸡蛋2个，红糖适量。

做法：鸡蛋打散，红糖加适量水溶解，核桃剥壳取肉，拍成碎末。把蛋液、红糖水放入一个空碗中，充分混合，用保鲜膜封好。锅中加水，放入装有蛋液的碗，中火蒸5分钟，将保鲜膜掀开，撒上核桃末，包好保鲜膜，中火再蒸5分钟即可。

营养师提醒：核桃性热，多吃容易生痰动火，所以正有痰、喘咳的人应该少吃。

【核桃粥】

材料：核桃4个，大米、小米各50克，银耳、冰糖各适量。

做法：银耳用水泡1个小时后摘成小朵，去掉黄蒂。锅中加适量水，将大米、小米、核桃仁倒入，大火烧开后倒入银耳，煮至粥黏稠，依照个人口味放入冰糖即可。

营养师提醒：核桃含有较多脂肪，多吃会影响消化，所以不宜一次吃得太多，而且便溏腹泻的病人不宜吃。

6. 杏仁，镇咳、平喘的好零食

作为四大坚果的另一个成员，杏仁止咳的效果并不比核桃逊色。

杏仁分为苦杏仁和甜杏仁两种。北方产的杏仁是北杏仁，又叫苦杏仁；南杏仁也就是甜杏仁。不管是哪种杏仁，营养价值都很高，都含有丰富的不饱和脂肪酸，有益于心脏健康；还含有维生素E等抗氧化物质，能预防疾病和早衰。

只是就止咳平喘的功效来说，苦杏仁更好，它对于因感冒引起的多痰、咳嗽、气喘等症状疗效显著。因为苦杏仁中含有苦杏仁苷，苦杏仁苷在体内能被肠道微生物酶或苦杏仁本身含的苦杏仁酶水解，产生微量的氢氰酸与苯甲醛，对呼吸中枢有抑制作用，所以有镇咳、平喘的功效。

而甜杏仁含有丰富的油酸、亚油酸，有降低胆固醇的作用，对防治心血管系统疾病有良好的作用。甜杏仁里也含有微量苦杏仁苷，只是没有苦杏仁含量高。

不过，大家不能随便吃苦杏仁，因为如果不经过某种形式加热的话，苦杏仁是含有剧毒的，它富含氰化物，在许多国家，出售没有经过加工去除毒素的杏仁是非法的。如果用苦杏仁止咳，即便是经过加工的，一次也不可食用过多，每次不能高于9克。

大家想要止咳平喘，可以考虑甜杏仁，因为甜杏仁不但可以直接吃，还可以用来作为配料做菜或者做成饮料，食用起来很方便。这里给大家介绍一种杏仁饮品：

【杏仁露】

材料： 甜杏仁200克，糯米100克，冰糖10克。

做法： 杏仁用清水浸泡10分钟，撕去外面的果皮。糯米淘洗干净后浸泡5~8小时。将泡好的糯米、杏仁一起放入搅拌机内，加入200毫升左右的清水，低速搅打，直到颜色变成乳白色。将打好的杏仁露过漏网，过滤好的汁留在汤锅中，加入冰糖，用小火慢慢煮，搅拌至冰糖溶化即可。

营养师提醒： 这里用的是生甜杏仁，如果大家用市面上出售的美国大杏仁，它一般是熟制品，可以直接当零食吃，所以加入冰糖后，不需要再加热，待冰糖溶化后直接饮用就可以。

7. 橄榄，利咽消肿，应对呼吸道感染

橄榄这种果子跟榴莲一样，喜欢的人特别喜欢，讨厌的人极度讨厌。喜欢吃橄榄的人会发现，虽然刚刚开始吃的时候，有涩口之感，但放在嘴里久了，你就会感到有清甜的回味，苦尽甘来，别有一番滋味。

在我国古代，橄榄是一种名贵的果品。现在，和其他贡品一样，平常人家也能经常吃到橄榄了。它的营养非常丰富，我推荐大家可以试着去吃一些。橄榄的果肉内含蛋白质、碳水化合物、脂肪、维生素C，以及钙、磷、铁等矿物质，其中维生素C的含量是苹果的10倍，是梨、桃的5倍，含钙量也很高，且易被人体吸收，尤其适合女性、儿童食用。

冬春季节，每天嚼食两三枚鲜橄榄，可防止上呼吸道感染，所以民间有"冬春橄榄赛人参"的美称。这是因为橄榄味道甘酸，含有大量水分及多种营养物质，在干燥的季节，能有效地补充人体的体液及营养成分。而且，橄榄中含有大量鞣酸、挥发油、香树脂醇等，这些成分具有滋润咽喉、抗炎消肿的作用，对慢性咽炎患者大有好处。

这里给大家推荐两道咽炎患者可以经常饮用的茶饮：

【橄榄茶】

材料：橄榄2枚，绿茶1克。

做法：将橄榄洗干净，连核切成两半。橄榄和绿茶一起放入杯中，冲入开水，加盖闷5分钟后即可。

营养师提醒：这道茶饮适合慢性咽炎、咽部有异物感的人群。

【橄榄海蜜茶】

材料：橄榄3克，胖大海3枚，绿茶3克，蜂蜜1匙。

做法：先将橄榄洗干净，放入沸水中煮片刻，然后把橄榄、胖大海和绿茶一起冲泡，加盖闷片刻，晾至60℃左右时，加入蜂蜜调匀即可。

营养师提醒：这道茶主治慢性咽喉炎、咽喉干燥不舒、声音嘶哑等症状。胖大海不宜长久服用，请遵医嘱或去掉它。喝茶的时候，尽量小口慢慢饮用。

8.荸荠，预防急性呼吸道传染病

有着"地下雪梨"之称的荸荠，虽然皮色紫黑，但肉质洁白，味甜多汁，清脆可口，不管是味道还是功效，都不输给雪梨。它营养丰富，含有蛋白质、脂肪、粗纤维、胡萝卜素、维生素B_1、维生素B_2、维生素C、铁、钙、磷和碳水化合物。荸荠既可以生吃，也可以用来烹调。

在根茎类蔬菜中，荸荠的含磷量名列前茅，能促进人体生长发育和维持生理功能的需要，对牙齿骨骼的发育有很大好处，同时可促进体内的糖、脂肪、蛋白质三大物质的代谢，调节酸碱平衡，因此荸荠非常适合给儿童吃。

而且，荸荠中有一种叫"荸荠英"的物质，对金黄色葡萄球菌、大肠埃希菌、产气杆菌及绿脓杆菌均有一定的抑制作用。大家可能听过金黄色葡萄球菌的大名，它是人类化脓感染中最常见的病原菌，既可引起局部化脓感染，又可引起肺炎、伪膜性肠炎、心包炎等。曾有数据表明，上呼吸道感染患者的鼻腔带菌率高达83%。如果能够杀死金黄色葡萄球菌，就可以抑制流脑、流感病毒的传播，预防流脑及流感。因此，在呼吸道传染病较多的季节，吃鲜荸荠有利于防治流脑、麻疹、百日咳及急性咽喉炎等急性传染病。

荸荠既可当作水果生吃，又可以当作蔬菜食用，但是想要清热、生津止渴，更建议大家生吃，或者榨成汁，也可以和雪梨、芦根、莲藕等一起榨成汁喝。

【五汁饮】

材料：荸荠、梨、鲜藕、鲜芦根、鲜麦冬各500克。

做法：将荸荠、鲜藕去皮。用剪刀将鲜芦根剪成小段，放入榨汁机中。将梨、荸荠、鲜藕都切成小块，并与麦冬一起放入榨汁机中，梨的水分含量比较多，可以多加一点。榨汁机中加入适量的白开水，打成汁即可。

营养师提醒：五种食材的比例保持在1：1，具体分量自己酌情加减。如果不喜欢喝凉的，可以隔水加热。五汁饮生津止渴、清热解暑，是夏日绝佳饮品。

【荸荠甘蔗水】

材料：荸荠2个，甘蔗2段。

做法：甘蔗削去外皮，从中间剁开成小段，荸荠洗净挖掉小蒂。锅中加水，放入甘蔗和荸荠，大火煮开后捞净浮沫，转小火至荸荠全熟即可。

营养师提醒：材料本身都已经有甜味了，所以一般不加糖。

9.洋甘菊，减轻疼痛，缓解气喘

在我们国内，大家对洋甘菊远远没有对菊花熟悉。可能有一些女性知道它，因为很多化妆品中会添加了洋甘菊成分，它安抚、镇静的功效非常好，是敏感皮肤的救星。

其实，除了安抚效果绝佳，可以舒解焦虑、紧张、愤怒与恐惧，使人放松以外，洋甘菊还有其他一些神奇的功效。它在拉丁语中被称为"高贵的花朵"，埃及人将洋甘菊献给太阳，并推崇为"神草"，用它来处理神经疼痛的问题。古罗马时代，用洋甘菊治疗蛇咬伤已是民众的基本常识。

洋甘菊除了能够镇静，还有非常好的止痛功效，尤其是因为神经紧张引起的疼痛，洋甘菊更拿手。它不仅可以减轻月经痛，还能缓解头痛、神经痛、牙痛及耳痛，对背部疼痛也很有帮助。

洋甘菊还可以改善持续的感染，因为它能刺激白细胞的制造，进而抵御细菌。由于它能平复破裂的微血管，增进弹性，强化组织，还可以治疗烫伤、发炎的伤口，帮助溃疡愈合，所以，洋甘菊不仅是非常优良的皮肤保养品，而且用它泡茶，还能够止咳、祛痰，可以缓解支气管炎和气喘。其卓越的安抚效果，更能舒缓头痛、偏头痛或感冒发热引起的肌肉酸痛。这里给大家介绍一下它的冲泡方法：

【洋甘菊茶】

材料：洋甘菊3克，蜂蜜适量。

做法：将干燥的洋甘菊用清水冲洗2遍，开水冲泡，盖上盖子闷一段时间，待水温降到60℃以下，加适量蜂蜜即可。

营养师提醒：这道茶饮甜美可口，但是有通经作用，所以不适合孕妇饮用。

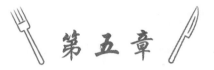

让你远离肠胃疾病的饮食方案

肠胃的健康之所以特别重要，是因为我们吃的食物，只有经过消化吸收才能转化成身体需要的营养，而其中的大部分，都要通过肠胃才能被消化。因此，肠胃的健康是第一位的。为了拥有健康的肠胃，我们首先要选对食物。作为消化器官，肠胃对食物的反应是直接而敏感的。多吃一些养护肠胃的食物，把消化器官养好了，营养才更有保障。

1. 土豆，治疗和预防胃溃疡的理想主食

这种"长在土里面的豆子"，虽然看起来笨头笨脑、土里土气的，但营养功效可一点都不比大豆差。甚至西方有些营养学家认为，人只靠土豆和全脂牛奶就足以维持健康与生命。因为土豆的营养成分非常全面，营养结构也比较合理，只是蛋白质、钙和维生素A的含量稍低，而这正好可以用全脂牛奶来补充。虽然我不建议大家真的尝试，但由此可知土豆的营养有多丰富全面。

所以，对于有胃肠疾病的人群，我建议大家可以在晚餐的时候，把土豆当主食来吃。因为土豆块茎含有大量的淀粉，十分耐饿，而且没有异常

味道，所以完全可以作为主食。

如果把土豆当作粮食作物，它是其中维生素含量最全的，特别是土豆中含有禾谷类粮食没有的胡萝卜素和维生素C，其所含的维生素C是苹果的10倍，而且耐热。因此，特别推荐大家吃点土豆。即便你体重超重，也可以吃土豆，因为它虽然营养丰富，但是脂肪含量相对较低，甚至可以忽略不计。而且土豆是非常好的高钾低钠食品，很适合水肿型肥胖者食用，加上其钾含量丰富，几乎是蔬菜中最高的，所以还具有瘦腿的功效。

对于有胃病的人群，土豆更是很好的选择。2013年，据英国《每日邮报》报道，英国曼彻斯特大学一项最新研究发现，土豆中含有一种可以治疗胃溃疡的特种抗菌成分。研究人员发现，与抗生素相比，这种抗菌成分不但可以治疗和预防胃溃疡，而且不会产生抗药性，也没有任何不良反应。这里给大家推荐两种土豆的日常烹饪方法：

【青椒土豆丝】

材料：土豆500克，青椒50克，大蒜、花椒、精盐各适量。

做法：土豆去皮切丝，青椒切丝，大蒜切末。把切好的土豆丝放在水中淘洗两遍，沥干。锅中放油，加入少量花椒爆香，倒入土豆丝和青椒丝翻炒，至断生时加精盐调味即可。

营养师提醒：土豆丝放在水中淘洗是为了去掉淀粉，假如喜欢口感绵软的土豆丝，可以省略这一步。

【香煎土豆饼】

材料： 土豆1个，鸡蛋1个，面粉、精盐各适量。

做法： 将土豆切成丝，放入盆中，加入鸡蛋、面粉拌匀，然后加少量水，拌成糊状。锅中放少量油，放入拌好的土豆丝，煎至两面金黄即可。

营养师提醒： 切块装盘后，可以加番茄酱、白糖食用，也可以加精盐、孜然粉、胡椒粉等食用。

2.甘蓝，修复胃黏膜的养胃菜

甘蓝是我们经常能见到的蔬菜，很多人不了解甘蓝，不知道甘蓝有"天然的养胃菜"这样的美誉。从营养学的角度来说，甘蓝含有大量的膳食纤维，可以增强我们的胃肠功能，促进肠道蠕动。对于经常胃溃疡的人来说，甘蓝可以保护并且修复胃黏膜，是很不错的食疗蔬菜。

甘蓝是世界卫生组织推荐的最佳蔬菜之一，因为它含有大量水分和膳食纤维，所以常吃甘蓝可以宽肠通便，促进胃肠消化和肠蠕动，防治便秘。

甘蓝对减肥也很有帮助，它含有很少的热量、少量的糖分，因此甘蓝能够稳定血糖水平，吃了这种蔬菜后就会不怎么感到饥饿，从而达到在正常吃饭的情况下还可以减肥的目的。

甘蓝的饮食方法很多，榨汁、清炒都很不错，我常常推荐给朋友的是以下三类常用的做法：

【甘蓝汁】

材料： 甘蓝200克，白糖适量。

做法： 将甘蓝清洗干净后，用冷开水冲洗，放置一旁晾干。把甘蓝放入榨汁机，加入纯净水榨汁，然后依照个人口味加入适量白糖。

营养师提醒： 甘蓝汁清热散结、利尿解毒，适用于预防胃癌的发生，有胃痛习惯的人可常用。

【拌紫甘蓝】

材料： 紫甘蓝500克，尖椒50克，糖200克，白醋100克，辣椒油、香油、精盐、蒜各少许。

做法： 将紫甘蓝切成丝，尖椒同样切丝。将紫甘蓝丝和尖椒丝放到水里清洗。将醋、辣椒油、香油、精盐、蒜放入小碗里调汁。把调好的汁均匀地淋在切好的菜丝上，然后拌匀即可。

营养师提醒： 肠胃不好、胃溃疡患者要多吃甘蓝。

【素炒紫甘蓝】

材料： 紫甘蓝1个，干辣椒50克，生抽、精盐、鸡精各适量。

做法： 紫甘蓝掰开后，用淡盐水浸泡片刻，清洗干净后，切成细丝，沥干水。炒锅烧热后，倒入适量油，然后放入干辣椒，煸香后捞出。放入紫甘蓝后，用大火翻炒，一定要迅速翻炒均匀，然后调入适量生抽、继续翻炒均匀后，调入适量精盐、鸡精，翻拌均匀后关火，起锅。

营养师提醒：甘蓝最好生食，比如拌沙拉。如果要清炒，就要急火重油，煸炒后迅速起锅。

3. 红薯与大麦茶，通便排毒，让肠胃干净

红薯是大家十分熟悉的食物，土里土气的它虽然貌不惊人，但是由于味道香甜，十分受欢迎。不过大家不用担心，红薯虽然甜，但是热量很低，只有同等分量馒头的一半左右。

而且，红薯除了含有维生素A、维生素B_1、维生素B_2、铁、钾等营养元素，还含有非常丰富的膳食纤维。红薯的膳食纤维可以促进肠道蠕动，帮助清除体内的代谢废物，而且它的纤维质松软，最容易被人体消化，所以是非常好的通便、减肥佳品。

很多熟悉韩国料理的人，对大麦茶不会陌生，它是一种非常健康的饮品，是将大麦炒制后再经过沸煮得到的。大麦具有"三高二低"的特点，即高蛋白、高膳食纤维、高维生素、低脂肪、低糖，因此大麦是一种理想的保健食品。

把大麦制成大麦茶，不但能开胃、助消化，还有减肥的作用。这是因为焙炒过的大麦制成的大麦茶，具有独特的膳食纤维，溶于茶水中的膳食纤维可以将肠胃中的"垃圾"带出体外，使人轻松排毒，还不会带来任何多余热量和负担，所以是女孩子们特别欢迎的排毒饮品。

下面就给大家介绍怎么自制大麦茶，以及怎样简单烹制红薯：

【自制大麦茶】

材料：大麦适量。

做法：把大麦淘洗干净，晾晒干。晾干以后，放在炒锅里炒，锅热以后马上转小火，炒好以后把大麦盛出。准备大约2升水，放火上烧开后，放入100克炒好的大麦，水开后转小火炖烧15分钟后熄火。过滤茶汤，自然冷却即可饮用。

营养师提醒：炒制大麦的时候火候一定不能太大，否则外面的皮煳了里面还没炒好。

【红薯泥】

材料：红薯500克。

做法：先把买回来的红薯用清水洗净，然后去皮。拿出蒸笼。把红薯放进去蒸熟。把蒸好的红薯放在一个大容器里，将其压成泥状。接着往锅里放适量的油，然后把红薯泥倒进去翻炒，一直炒至水汽干掉，成鱼了状即可。

营养师提醒：如果想要减肥，可以直接吃煮红薯，不用炒，也可以用微波炉或烤箱烤熟食用。

4. 山药，很好用的"止泻药"

腹泻是一种特别常见的症状，虽然通常都不会很严重，但是会让人很难受，也会严重影响大家的日常工作和生活。如果腹泻不严重，大家可以从食物中寻找"药物"止泻，山药就是不错的选择。

山药，顾名思义，山中之药，虽然外表看起来很土气，但营养价值很高。它含有黏蛋白、淀粉酶、皂苷、游离氨基酸、多酚氧化酶等物质，且含量较为丰富，有强健机体的功效。

由于山药含的淀粉糖化酶是萝卜含量的3倍，胃胀时食用，有促进消化的作用，有利于改善肠胃消化、吸收功能。而且，对于功能性的、真菌性的腹泻，以及慢性腹泻，山药有明显的止泻作用。也正因为如此，便秘的人不太适合多吃山药。

不过，山药皮中含的皂角素或者黏液里含的植物碱，少数人接触会引起山药过敏而发痒，所以处理山药时尽量避免直接接触，削皮时可以带上厨用手套。现在给大家推荐两道食谱：

【山药栗子粥】

材料：山药30克，栗子50克，大枣4枚，粳米100克。

做法：山药削去外皮，洗净，切成滚刀块。栗子去壳去衣。粳米淘洗干净。锅中放入适量清水，大火烧开，放入淘好的粳米和栗子，大火煮20分钟，放入切好的山药块，转小火继续煮40分钟即可。

营养师提醒：山药去皮后要放在凉水里浸泡，防止氧化变黑。

【玫瑰山药泥】

材料：山药500克，玫瑰花茶200克，奶粉2大匙，细砂糖2大匙。

做法： 山药切成块，入锅蒸熟。把蒸熟的山药放入盆中，趁热放入干玫瑰花，放入适量奶粉、细砂糖调味，把山药碾成泥，搅拌均匀即可。

营养师提醒： 这款甜点不仅可以健脾除湿，还能美容养颜。记得一定要趁热放入玫瑰花，这样味道才能释放出来。

5. 蜂蜜，甜蜜的胃黏膜保护神

在物质生活极度丰富的今天，我们日常生活中的营养品也越来越多，而蜂蜜因为容易获得，它的保健作用常常被忽视。事实上，这种并不昂贵的食物，对于身体的益处简直是数不胜数，有非常好的养生功效。

前苏联学者曾调查了200多名百岁以上的老年人，其中有143人是养蜂人，并证实他们长寿与常吃蜂蜜有关。蜂蜜促进长寿的机制比较复杂，是对人体的综合调理，而非简单地作用于某个器官。而且，蜂蜜中含有多种酶和矿物质，发生协同作用后，可以提高人体免疫力。蜂蜜还是人体心脑血管细胞最好的卫士，能预防心脑血管系统的疾病。

蜂蜜为什么会有这些功效，我们还不大清楚。蜂蜜的营养成分极为复杂，已鉴定出的物质达到180余种。它含有70%左右的葡萄糖和果糖，以及蛋白质、无机盐、有机酸、多种维生素、钙、镁、钾、磷等营养物质，还有一些我们尚未研究清楚的营养成分。不同种类的蜂蜜，由于花粉来源不同，成分差异也比较大。

优质蜂蜜在室温下放置数年不会腐败，这证明它的防腐作用极强。实验证实，蜂蜜对链球菌、葡萄球菌、白喉杆菌等革兰氏阳性菌有较强的抑制作用。所以在处理伤口时，把蜂蜜涂于患处，可减少渗出，减轻疼痛，促进伤口愈合，防止感染。多喝蜂蜜水，可以帮助我们的身体抗菌消炎，促进组织细胞再生，因此，蜂蜜对胃黏膜的溃疡面有保护作用。

蜂蜜对胃肠功能有调节作用，还可以维持胃酸正常分泌。动物实验证实，蜂蜜有增强肠蠕动的作用，可显著缩短排便时间，所以，结肠炎患者、习惯性便秘者、胃痛者、有胃烧灼感的人群、胃十二指肠溃疡患者，都应常服用蜂蜜，对疾病有辅助治疗作用。

蜂蜜中的葡萄糖和果糖跟普通白糖不同，不需要经过消化就能够被人体肠壁细胞吸收利用，因此不会加重胃肠负担，这对于儿童、老年人及病后恢复者来说尤为重要。

刚才我们已经提到了，蜂蜜的营养成分非常复杂，正因为这样，更容易跟其他食物发生反应，所以我们吃蜂蜜的时候也要注意合理搭配。

蜂蜜不能与生葱、豆腐、韭菜、孜然一起吃；豆浆和蜂蜜不宜一起冲服；蜂蜜不能用开水冲饮，因为蜂蜜含有丰富的酶、维生素和矿物质，如果用沸水冲饮，不仅不能保持其天然的色、香、味，还会不同程度地破坏它的营养成分，因此最好用不超过60℃的温水冲饮。这里我给大家介绍两道食谱：

【蜂蜜水】

材料：蜂蜜1匙，温水1杯。

做法：把蜂蜜倒进水温不超过40℃的温开水中，搅匀即可。

　　营养师提醒：如果是夏天，用凉开水稀释口感更佳。
建议大家每天晚上睡前喝一小杯蜂蜜水。如果在白天喝，
建议在饭前1.5小时或饭后2小时比较合适。

【蜂蜜面包】

　　材料：蜂蜜1匙，面包片2片。

　　做法：把蜂蜜像果酱一样均匀地涂抹在面包片上。

　　营养师提醒：蜂蜜水其实不是最好的食用方法。考虑
到蜂蜜营养的吸收，建议不用水稀释，而是直接食用，因
此，吃早餐时涂在面包片上是不错的吃法。

6. 山楂，调节胃肠平滑肌，帮助消化

　　一提起山楂，很多人的口水都要流出来了。众所周知，那酸酸甜甜的
小红果，开胃助消化的功效非常好。山楂还有很高的药用价值，它最主要
的功效就是抗氧化、助消化。

　　因为山楂含多种有机酸，可以增强胃液酸度，提高胃蛋白酶活性，促
进蛋白质的消化；山楂味酸，能刺激胃黏膜，促进胃液分泌；山楂中含有
脂肪酶，能促进脂肪的消化；山楂对胃肠运动功能具有调节作用，对痉挛
状态的胃肠平滑肌有抑制作用，对松弛状态的平滑肌有兴奋作用。综上，
山楂助消化的功能非常好。

　　山楂还具有增强心肌收缩力、增加心排血量的作用。它所含的山楂黄

酮有抗氧化作用，能显著降低血清和肝脏中丙二醛（MDA）的含量，增强红细胞和肝脏超氧化物歧化酶（SOD）的活性。临床上，山楂可以用来治疗食欲不振、消化不良、冠心病、心绞痛、高脂血症等病症。

山楂吃起来酸酸甜甜的，特别开胃，让人食欲大增，但是，山楂不适合空腹食用，它最好在饭后吃。对于肠胃不太好的人，不适合多吃，健康的人吃山楂也应该有所节制。山楂里有机酸含量高，会加重泛酸症状，所以有胃溃疡、十二指肠溃疡、胃酸过多的人，更不要空腹吃山楂，以免刺激胃。尤其是孕妇，不宜多吃山楂，因为山楂有收缩子宫平滑肌的作用，容易造成孕妇流产。另外，生山楂中含的鞣酸与胃酸结合，容易形成胃石，很难消化掉。这里我给大家介绍两道食谱：

【山楂萝卜水】

材料：白萝卜、新鲜山楂各100克。

做法：把白萝卜切丝，山楂洗干净。锅中加水，把白萝卜丝和生山楂放入，大火烧开后，转小火，熬30分钟即可。

营养师提醒：如果没有新鲜山楂，也可以用山楂干，但一定要先浸泡半小时。最好不要加糖，如果想要调味，可以加一些苹果汁。

【山楂核桃饮】

材料：核桃150克，山楂50克，冰糖200克。

做法：把核桃仁剥出来，用适量的水浸至软化后加少许水，用料理机打成浆，加适量凉开水调成能流动的稀浆汁。山楂洗净，去核，切片，加水800毫升煮半小时左右，将煮好的山楂汁滤出来，装到容器中。再将山楂片加水300毫升，继续煎煮20分钟左右，捞出山楂片不要。将两次煮的山楂汁混合在一起，再放进锅里煮，边煮边加入冰糖搅拌。冰糖溶化后，再缓缓倒入核桃浆汁，边倒边搅匀，烧至微开即可。

营养师提醒：煮山楂汁的时候一定要小火慢慢煎煮，如果怕酸，可以将山楂用量减半。

7.木瓜，对抗肠道菌帮助胃消化

我们经常吃的木瓜，其实是番木瓜，它原产自墨西哥或者智利的安第斯山脉，17世纪才传入我国。

和其他水果相比，木瓜的营养成分主要是木瓜蛋白酶和类胡萝卜素。很多女性对木瓜丰胸的功效非常感兴趣，常常生吃，但事实上，因为吃生木瓜时木瓜酶被胃蛋白酶分解了，没有办法和蛋白质直接接触并且发生作用，所以根本不会有完整的、有活性的木瓜蛋白酶发挥丰胸的作用。

虽然吃木瓜未必能丰胸，但它却可以帮我们抗菌消炎、抗寄生虫。动物实验表明，木瓜有较强的抗菌作用，番木瓜碱在试管内对多种肠道菌和葡萄球菌有显著抑制作用，对肺炎双球菌和结核杆菌亦有明显抑制作用，木瓜1克与氯霉素10毫克的疗效相同。用木瓜治疗感染恙虫病立克次体的小鼠，可降低40%~60%死亡率。

大家知道，氯霉素这种广谱抑菌抗生素是治疗伤寒、副伤寒的首选药，不过由于不良反应严重，现在用得越来越少。但吃木瓜就不一样了，我们不必担心会有抗生素的不良反应。

由于番木瓜碱和木瓜蛋白酶可以起到抗结核杆菌及寄生虫（绦虫、蛔虫、鞭虫等）的作用，所以还可以用于驱虫。

另外，有一种东西叫嫩肉粉，炒牛肉的时候放一点，牛肉会熟得很快，而且很嫩，很容易消化。这种东西的主要成分就是木瓜蛋白酶，它可以分解肉类中的蛋白，让肉的机械强度变小，从而使肉变软、变嫩。所以，把木瓜和其他食物一起食用时，可以帮助消化，减轻肠胃负担。因此，有慢性消化不良、胃炎、食管裂孔疝和胃部泛酸等消化问题的患者，可以吃一些木瓜。这里给大家介绍两种食用方法：

【木瓜牛奶椰子汁】

材料：木瓜1个，牛奶250毫升，蜂蜜1大匙，椰子汁50毫升。

做法：木瓜去皮，从中间剖开，去籽，切成小块。将木瓜和牛奶、蜂蜜一起放入榨汁机，搅拌约30秒即可。

营养师提醒：这里说的都是南方的番木瓜，可以生吃，也可作为蔬菜和肉类一起炖煮。北方有一种宣木瓜，多用来治病，不宜鲜食。

【木瓜炖牛奶】

材料：木瓜1个，牛奶250毫升，冰糖适量。

做法：将木瓜去皮、从中对剖，挖去籽和瓤，切成小丁。取一大碗，将牛奶、木瓜、冰糖倒入碗中混合，包上保鲜膜，入锅中蒸15～20分钟即可。

营养师提醒：番木瓜碱对人体微有毒性，因此每次食用不宜过多。另外，过敏体质者应慎食。

8. 蔓越莓，有效抑制幽门螺杆菌

可能有些人对蔓越莓不大熟悉，因为我们吃的大多数都是蔓越莓干。但在美洲，蔓越莓可是赫赫有名的。北美洲的印第安部落，不仅用干鹿肉搅拌蔓越莓渣和油做成饼食用，而且用蔓越莓涂抹在伤口上吸收箭毒。

蔓越莓果富含营养，药用价值相当高，由于富含抗氧化的多酚类物质，所以有增强免疫力的效果；蔓越莓还含有特殊化合物——浓缩单宁酸，它能抑制多种致病细菌生长和繁殖，阻止这些致病菌与体内细胞（如泌尿道上皮细胞）发生黏附，因此，蔓越莓可以预防和控制女性泌尿道感染。蔓越莓还有助于抑制幽门螺杆菌附着于肠胃内。大家都知道，幽门螺杆菌是导致胃溃疡、胃癌发生的主要原因。

除了直接食用以外，在澳大利亚、美国等国家，蔓越莓还被开发为保健品。虽然目前对它的不良反应还没有明确的研究成果，但大家一般认为，蔓越莓因为含有水杨酸成分，最好不要和阿司匹林同时食用；而且，由于蔓越莓含有较多糖分，所以糖尿病患者慎用；另外，蔓越莓能够明显升高草酸水平，所以肾结石患者也应该慎用。

新鲜蔓越莓果实很难保存，所以市面上我们经常见到的都是蔓越莓果汁、蔓越莓干等，它们也拥有同样的功效，大家可以根据自己的口味选择。

9. 肠胃不好，这些食物要少吃

想要拥有健康的肠胃，一方面我们要选对食物，多吃有益肠胃健康的种类；另一方面，我们也要避开那些伤及肠胃的饮食，尤其是肠胃原本就不健康的人更要注意。那么，现在我们就来清点一下有哪些食物应该少吃。

首先是辛辣食物。它们是胃黏膜的致命杀手。辛辣的食物虽然能开胃，但是它们进入消化道之后，食物中的辣素会对胃的内壁产生强烈的刺激，可能会造成胃肠炎、胃溃疡等疾病。

其次是生冷食物。胃喜欢温热的食物，生冷食物伤肝更伤脾。因为这些食物下肚以后，会引起肠胃剧烈地收缩，对脆弱的胃黏膜产生刺激，还有可能引起和消化道相关的疾病。

最后是油炸食物。各种油炸食品虽然非常美味，但它们往往都含有大量的油脂。为了消化这些油脂，人体会自觉分泌出大量的胃酸给肠胃带来严重的负担。如果你的肠胃功能不太强健，其实除了油炸食品，汤圆、月饼等不易消化的食物，都不适合多吃。

这里我想要格外提醒大家的是，有两种水果，肠胃不好的人都不应该多吃：一种是新鲜大枣，另一种是猕猴桃。因为大枣的膳食纤维含量很高，而膳食纤维大部分存在于大枣的枣皮中，枣皮薄而坚硬，边缘很锋利，一次吃太多会刺激肠胃。如果胃黏膜刚好有炎症或者溃疡，会加重疼痛和不适。

虽然猕猴桃维生素C的含量非常高，但大量维生素C和果胶成分可能会增加胃酸，加重胃的负担，产生腹痛、泛酸、胃灼热等症状，天气寒冷时症状还会加重。而且猕猴桃属于寒性，吃多了容易损伤肠胃，会产生腹痛、腹泻等症状。

此外，刚出炉的面包，由于处于高温状态，酵母还在发挥作用，这个时候吃，会增强胃酸分泌，对胃造成伤害，长此以往会引起胃病。

总而言之，日常生活中有很多食物能够帮我们调养肠胃，但也有一些食物可能伤及肠胃。大家要结合自己的体质和口味，多留心，最好能给自己量身定做一个食物宜忌清单。

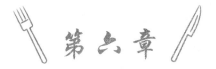

第六章
有效降低血脂水平的饮食方案

作为大名鼎鼎的"三高"之一，血脂水平过高可以直接引起一些严重危害健康的疾病，比如动脉粥样硬化、冠心病、胰腺炎等。饮食结构可以直接影响血脂水平的高低，因为血浆脂质主要来源于食物，通过控制饮食，可以让我们在保持理想体重的同时，降低血浆胆固醇水平，降低血浆中的LDL-胆固醇水平，并纠正其他共存的代谢紊乱，最终让血脂水平降至正常。

1. 玉米，降脂减肥刮油好粗粮

虽然如今玉米已经被划归粗粮了，但它们曾经也是某些地区人们主要的粮食作物。今天，在一些贫困国家和地区，玉米仍然是重要的食物。虽说在我们大部分人的餐桌上，它们都已经是偶尔出现的新鲜粮食，但假如你属于饱受高脂血症困扰的人群，那么，粗粮应该成为你家的常客，比如玉米。

玉米虽然营养价值低于其他谷物，蛋白质含量也低，但是它含有丰富的纤维素，不但可以刺激胃肠蠕动，防止便秘，还可以促进胆固醇的代谢，加速肠内毒素的排出。它还含有丰富的钙、镁、硒等物质，以及卵磷脂、亚油酸、维生素E，都有降低血清胆固醇的作用。

所以，平时鱼肉吃得比较多的人，可以适当多吃一些玉米。它的食用方法也很丰富，这里给大家推荐两种：

【玉米汁】

材料： 新鲜糯米玉米、白糖适量。

做法： 把糯米玉米洗净，再放入打浆机中，加适量水（漫过玉米即可）；打好浆后，用纱布过滤，倒入锅中，可以加白糖或适量牛奶混合，煮开即可。

营养师提醒： 霉坏变质的玉米有致癌作用，不宜食用。

【玉米面饼】

材料： 玉米面200克，面粉100克，鸡蛋1个，酵母粉2克，白糖、奶粉适量。

做法： 将玉米面、白面放入盆内，再加入酵母、白糖、奶粉混合在一起；鸡蛋打成蛋液放入混合面中，再逐渐加入清水搅拌至呈现面糊状态；然后开始发酵，等待面开始膨胀，出现孔状就好了；将电饼铛放在火上加热，刷上一层植物油，然后用勺子将面糊舀入；面糊放好后，盖上锅盖，选择两面加热，饼两边都呈黄色即可。

营养师提醒： 为了口感，可以选择最细的玉米面。如果喜欢松软的玉米饼就不要在锅里放油，喜欢吃酥脆的，可以放少量的油，但要记得翻面。

2. 黄豆, 调节胆固醇的"黄金豆"

作为"豆中之王", 黄豆还被人们叫作"植物肉""绿色的牛乳", 可想而知, 它的营养价值非常高。干黄豆中含有约40%高品质的蛋白质, 远远超过其他粮食。500克黄豆的蛋白质含量, 相当于1000克猪瘦肉, 或1500克鸡蛋, 或6000克牛奶。黄豆的脂肪含量也在豆类中占据首位, 出油率达20%。此外, 黄豆还含有丰富的维生素A、B族维生素、维生素D、维生素E及钙、磷、铁等矿物质。

看到黄豆中含有脂肪, 很多人会担心: "吃黄豆会不会让血脂变得更高?"这个问题大家不用担心, 因为黄豆的脂肪中, 饱和脂肪酸含量低, 不饱和脂肪酸比较丰富, 所以可以降低血液中的总胆固醇、LDL-胆固醇、三酸甘油酯。而且, 黄豆含有的大豆异黄酮和膳食纤维, 也能降低胆固醇。对于高脂血症、动脉硬化患者来说, 黄豆是一种可以放心吃的食物。

只是, 直接吃黄豆的口感并不好, 很多人并不喜欢。其实大家可以选择一些豆制品, 比如豆腐、豆浆、黄豆芽、纳豆等, 它们不但保留了黄豆的营养, 而且风味更佳, 更容易消化。不过, 大家如果想直接吃黄豆也没问题, 可以把它做成小吃:

【五香黄豆】

材料: 黄豆500克, 花椒、大料、小茴香各5克, 桂皮、甘草粉各2克, 精盐适量。

　　做法：将黄豆拣净，用温水泡胀。锅内加水，放入泡好的黄豆，加入花椒、大料、小茴香，烧开后转小火煮至黄豆熟透软酥，加入精盐，用旺火收汁，待卤汁将尽时，捞出。炒锅置于火上，放入煮好的黄豆，用小火翻炒片刻后，撒入甘草粉，继续翻炒，使甘草粉沾匀黄豆。待卤汁快干时，出锅放凉即可。

　　营养师提醒：这道小吃五香味浓，口感绵软，但大家依然不能多吃，要"少量、多次"，可以每天吃一点。

3. 三文鱼，降甘油三酯是好手

　　在海鱼中，三文鱼是非常值得推荐的降脂食物，是海鱼中降脂功效的佼佼者。

　　三文鱼除了是高蛋白、低热量的健康食品外，还含有多种维生素及钙、铁、锌、镁、磷等矿物质，尤其是含有丰富的不饱和脂肪酸，能降低血液中的甘油三酯水平，升高高密度脂蛋白胆固醇，增强血管弹性。三文鱼还含有一种叫作虾青素的物质，这是一种非常强力的抗氧化剂。它所含的Ω-3脂肪酸更是脑部、视网膜及神经系统必不可少的物质，有增强脑功能、防止阿尔茨海默病和预防视力减退的功效，对胎儿和儿童的生长发育有促进作用。

　　作为世界名贵鱼类之一，三文鱼鳞小刺少，肉质细嫩鲜美，口感爽滑，既可直接生食，又能烹制菜肴，深受人们喜爱。虽然三文鱼刺身味道鲜美，为了避免受到寄生虫的危害，我更建议大家吃熟三文鱼，尤其是给孩子吃的时候：

【蒜香三文鱼】

材料：三文鱼200克，西芹50克，精盐少许，干淀粉、生抽、白糖、胡椒粉、橄榄油、大蒜、黑胡椒粒各适量。

做法：三文鱼先用少许精盐、胡椒粉腌约20分钟待用。大蒜切末。在鱼身涂一层薄薄的干淀粉，锅放火上，烧热以后倒入少许橄榄油，将腌好的三文鱼放入。煎香一面，翻转再煎另外一面，两面都煎好之后放入一大匙蒜蓉，调入生抽、白糖、胡椒粉及少许清水，将切碎的西芹、黑胡椒粒加入即可。

营养师提醒：三文鱼的颜色和营养价值成正比，颜色越深，价值越高。

【柠香三文鱼】

材料：三文鱼1块，柠檬30克，橄榄油、精盐、黑胡椒粒各适量。

做法：三文鱼洗净，切大块，或切成大片，放入盘中，加精盐、黑胡椒粒、柠檬汁腌制15分钟。平底锅内倒入适量橄榄油，放入三文鱼中小火煎熟即可。

营养师提醒：三文鱼不需要过度加工，中小火煎至表面金黄就可以了。

🥕 4. 花生、松子，降低心血管疾病发病率

我在这里列出了花生和松子，但除了它们以外，榛子、核桃、杏仁、开心果、腰果等坚果作为植物的精华部分都营养丰富，对人体生长发育、增强体质、预防疾病有极好的功效。大家都知道，坚果虽然好吃，但是脂肪含量比较高，那么血脂高的人能不能吃呢？

这里我们以花生和松子为例，看看血脂高的人能不能吃坚果。先看花生，它含有丰富的植物固醇，是坚果中普遍存在的一类固醇化合物。植物固醇能够与胆固醇产生竞争作用，抑制人体对胆固醇的吸收，降低血液胆固醇水平。此外，花生还富含不饱和脂肪酸、胆碱、卵磷脂等营养成分，可以让人体内的胆固醇分解为胆汁酸排出体外。

松子中含有丰富的不饱和脂肪酸和大量矿物质，它们一方面能够增强血管弹性，维持毛细血管的正常状态，降低血脂，预防心血管疾病；另一方面，能给机体组织提供丰富的营养成分，强壮筋骨，消除疲劳。

花生、松子、核桃仁、芝麻、杏仁、榛子等坚果，都含有丰富的不饱和脂肪酸，是非常适合血脂异常人群食用的小零食。但是，大家仍然需要注意，坚果的热量偏高，一周吃2次，每次吃8克就足够了。这里我给大家推荐两道食谱：

🍲 【水煮花生米】

材料：生花生仁300克，大葱10克，大蒜40克，八角2克，冰糖10克，香油、酱油各适量。

做法：花生仁洗净，浸泡在清水中约3小时捞出。葱洗净后切段，大蒜去皮拍碎，锅中加水，放入花生仁后开火，煮熟后再继续焖20分钟取出，把酱油、大料、冰糖和花生仁一起放入锅中，先用大火烧开，再转小火煮半小时盛出，淋上香油即可。

营养师提醒：糖尿病患者不宜多吃花生。

【松仁玉米】

材料：新鲜玉米粒200克，松仁50克，大葱、胡萝卜、青豆、淀粉、白糖、精盐各适量。

做法：玉米粒洗净沥干，大葱切小段，胡萝卜切小块。锅中加少许油，倒入松仁，小火炒至松仁变黄后盛出。然后在锅里放入葱、胡萝卜、青豆和玉米粒翻炒。玉米粒快熟时，倒入松仁。水中加糖、淀粉，倒进锅里，翻炒均匀，加盐即可。

营养师提醒：坚果食用的最佳时间是饭中吃，否则容易导致能量摄入过量，所以做成菜的效果不错。

5.黄瓜，调整脂质代谢助减肥

炎炎夏日中，清脆爽口的黄瓜是很多人的最爱。黄瓜不仅好吃，而且还有清热、解渴、利尿等防病养生的功效。

黄瓜的热量很低，对于高血压、高脂血症及合并肥胖症的糖尿病患者，是一种理想的蔬菜。对于高脂血症人群来说，黄瓜含的膳食纤维能促进肠道排出食物废渣，减少胆固醇的吸收。黄瓜中还含有一种叫"丙醇二酸"的物质，可以抑制体内糖类转变成脂肪，有减肥和调整脂质代谢的养生功效。

黄瓜富含膳食纤维，能增加饱腹感，所以血脂高的人可以把黄瓜当成解饿的零食。两餐之间感到饥饿时，吃上一根黄瓜，相当于加餐一次。也可以在饭前吃上半根黄瓜，帮助减少正餐的饭量，都是不错的做法。

黄瓜的吃法也有很多，有人爱蘸酱吃，有人爱炒着吃，还有人爱做成凉菜。腌黄瓜不适合高血压患者食用，炒黄瓜会破坏其中一些营养成分，最适合高脂血症人群的吃法其实还是做成凉菜——拌黄瓜。这里为大家推荐两道食谱：

【蒜泥黄瓜片】

材料： 黄瓜2根，精盐、味精、酱油、白糖、红油辣椒、大蒜、香油、小葱各适量。

做法： 黄瓜洗净，切成菱形片，装入盘中。大蒜捣碎成泥，小葱切葱花。把精盐、味精、酱油、白糖、红油辣椒、蒜泥和香油调匀成汁，淋在黄瓜上，撒葱花即可。

营养师提醒： 黄瓜洗干净以后可以不削皮，因为它的绿衣含有绿原酸和咖啡酸，可以抗菌消炎。

【黄瓜拌腐竹】

材料： 腐竹150克，黄瓜250克，虾米25克，香菜50克，大蒜、酱油、醋、辣椒油、芝麻酱、精盐、味精各适量。

做法：把腐竹切成3.5厘米长的段，加酱油、精盐，放蒸锅蒸好后控汁放凉，放入盘中。把黄瓜洗净，用刀拍松切成块，放在腐竹上边。大蒜捣碎成泥。把虾米和香菜段放在黄瓜块上，将酱油、醋、辣椒油、麻酱、蒜泥、精盐、味精拌成调料汁，浇在黄瓜、腐竹上即可。

营养师提醒：肾炎、肾功能不全、糖尿病酮症酸中毒、痛风患者不宜吃腐竹。

6.竹笋，减肥降脂的山珍美味

南方的朋友们对竹笋应该不陌生，北方的朋友们吃得可能少一些，但应该也听过竹笋的大名。竹笋在中国自古被当作"菜中珍品"，食用历史悠久，《诗经》中就有"其籁伊何，惟笋及蒲"的诗句。

作为竹子的幼苗，竹笋含脂肪、淀粉很少，属于天然低脂、低热量食品，是减肥的佳品。竹笋的纤维含量很高，丰富的纤维使得竹笋不仅能促进肠道蠕动、帮助消化、去积食、防便秘，而且有预防大肠癌的功效。此外，它的高含量膳食纤维在肠内可以减少人体对脂肪的吸收，减少与高脂血症有关疾病的发病率，所以，如果肥胖的人经常吃竹笋，可以达到减肥目的，并能预防与高脂血症有关的疾病。对高脂血症患者来讲，吃竹笋对降脂也有一定的辅助调理作用。

竹笋可以鲜食，也可以制成笋干。笋干还有一个美丽的名字叫"玉兰片"。竹笋的烹饪方法有很多，无论是凉拌、煎炒，还是熬汤，都鲜嫩清香，这里给大家推荐两种做法：

【凉拌鲜笋】

材料： 竹笋500克，精盐、酱油、醋、白糖、辣椒油、香油各适量。

做法： 把新鲜竹笋洗净，切条片状备用。锅内加水，放一小匙白糖入锅搅匀。大火烧开后，把切好的笋条倒入锅中余煮至断生，捞出迅速过凉白开，沥干水备用。将沥水后的竹笋放入盘中，依次加精盐、白糖、醋、豉油、辣椒油、香油拌匀即可。

营养师提醒： 用小刀从笋尖往笋根方向纵向划一刀，就可以轻松地将竹笋硬壳剥除。

【笋干炖鸭】

材料： 鸭肉500克，笋干200克，干香菇、大葱、生姜、大蒜、精盐、干辣椒、料酒各适量。

做法： 将笋干、干香菇泡发，并把泡发的笋干洗净切成小段，香菇洗净切成两半。生姜切片，大蒜去皮，葱切段。鸭肉洗净后切成小块，用开水焯去杂质和血水后捞出。炒锅放油，约六成热时放入鸭肉，大火爆炒至鸭块变色出油，放入姜片、葱段、大蒜、干辣椒、料酒炒匀。把炒好的鸭肉放入砂锅，倒入笋干和香菇，盖上盖，大火烧开，改小火炖至少1个小时即可。

营养师提醒： 笋干要提前一晚上泡发，香菇可以提前约1小时泡发。

7. 黑木耳，血管的清道夫

黑木耳含有丰富且完善的营养，所以被誉为"素中之荤""素中之肉"，其中蛋白质的含量相当于肉类。

不过，大家别以为黑木耳号称"素中之肉"就会让人长胖，跟肉不同的地方是，它非但不会让你长胖，还能避免让你超重。因为黑木耳中含有卵磷脂，在人体内可以使体内脂肪呈液质状态，有利于脂肪在体内完全消耗，带动体内脂肪运动，使脂肪分布合理，形体匀称；所含的膳食纤维，则可以促进肠蠕动，促进脂肪排泄，有利于减肥。

另外，黑木耳还是血管的清道夫，对降血脂、降低血液黏稠度有明显的效果。黑木耳中含的木耳多糖，在动物实验中能明显降低胆固醇、甘油三酯、β-脂蛋白的含量，降低高胆固醇引起的小鼠高胆固醇血症的形成概率。

所以，想要预防心脑血管疾病，大家不妨每天坚持吃5~10克黑木耳。炒、煮、煨、炖都可以，但血脂比较高的人群，更建议用凉拌和素炒的烹饪方法。下面我给大家推荐两道食谱：

【凉拌黑木耳】

材料：黑木耳5朵，生姜、青红辣椒、凉拌醋、生抽、精盐、花椒油、白糖各适量。

做法：黑木耳泡发后撕成小朵，青红辣椒洗净切小丁，生姜切细丝。把黑木耳焯水后捞出，放到盘子里，倒入生抽、凉拌醋。锅里倒少许油，油热后放入青红辣椒爆香，放入白糖和精盐炒匀。把炒好的料汁倒在木耳上，拌匀，最后倒入少许花椒油拌匀即可。

营养师提醒：泡发黑木耳时最好用凉水，这样黑木耳的口感更好。如果水温过高，木耳口感会发黏。

【黑木耳炒白菜】

材料：白菜心1棵，黑木耳2朵，大葱、生姜、花椒、八角、精盐、鸡精各适量。

做法：黑木耳泡发后摘去根部洗净，葱、姜切丝，白菜用手撕片。锅中放油，小火加热，放入花椒、八角炒香，再放入葱、姜炒香，然后放入白菜片，大火翻炒均匀。白菜片炒至微微变软时，倒入老抽翻炒均匀，放入白糖、醋，加入黑木耳翻炒断生，撒少许精盐、鸡精翻炒均匀即可。

营养师提醒：黑木耳容易藏污纳垢，一定要彻底泡开，清洗干净。

8. 菜花，阻止胆固醇氧化

菜花也叫花菜、花椰菜、椰菜花，是一种十字花科植物。它跟一般蔬菜长得不一样，营养也比一般蔬菜要丰富。就说维生素吧，菜花含有维生素A、B族维生素、维生素C、维生素E、维生素P、维生素U，够丰富吧。

如今，菜花已被各国营养学家列入抗癌食谱。据美国癌症协会的报道，在众多的蔬菜水果中，菜花、大白菜的抗癌效果最好，长期食用可以降低乳腺癌、直肠癌、胃癌等癌症的发病概率。

对高脂血症和肥胖人群来说，菜花也是很好的选择。菜花是含有类黄酮最多的食物之一，类黄酮可以防止感染，还是最好的血管清理剂，能够阻止胆固醇氧化，防止血小板凝结成块，从而减少心脏病与脑卒中的危险。

菜花含水量高，但热量却很低，1个大菜花，热量只有23～32千卡。菜花所含的纤维比较嫩，老年人、小孩和肠胃虚弱、消化功能不强的人也可以放心食用。这里给大家介绍两道食谱：

【鲜菇花菜】

材料：菜花1个，鲜菇5个，生姜、大葱、精盐、鲜汤、湿淀粉各适量。

做法：香菇洗净切丝。菜花洗净后去除老柄，掰成小朵状，在开水中烫一下，沥干水。锅中放油，加入姜末、葱末爆香，然后加入鲜汤、精盐，烧开后撇去浮沫，放入菜花，炒熟后再放入香菇，烧2分钟，最后勾芡即可。

营养师提醒：菜花不好清洗，可以把它放在盐水里浸泡几分钟，菜虫就跑出来了，还有助于去除残留农药。

【凉拌菜花】

材料：菜花1个，生抽、醋、小葱、生姜、大蒜、辣椒油、白糖、花椒粉、鸡精、香油各适量。

　　做法： 菜花洗净掰开，姜、蒜洗净拍碎。烧一锅开水，放入菜花焯水2分钟，捞出放入冷开水中浸泡，捞起沥干水。把菜花放在一个大碗中，将姜、蒜、白糖、醋、生抽、辣椒油、花椒粉、鸡精调入拌匀，放置半小时到一小时，淋上香油、撒上葱花即可。

　　营养师提醒： 菜花焯水时间不宜过长，焯完放入凉开水内过凉，捞出沥水再用，口感会更好。

9. 绿豆芽，把胆固醇排出去

　　虽然绿豆和黄豆的营养成分有所不同，但在调节胆固醇方面，它们都有着不俗的表现。绿豆本身就可以帮助降脂，在它发芽过程中，维生素C含量大增，可以达到绿豆原本含量的六七倍之多。大量的维生素C可以促进胆固醇排泄，防止其在动脉内壁沉积。

　　作为蔬菜，绿豆芽含的膳食纤维能帮助清除体内垃圾，还可以与食物中的胆固醇相结合，并将其转化为胆酸排出体外，从而降低胆固醇含量。动物实验已经证明，绿豆能有效降低血清胆固醇、甘油三酯和低密度脂蛋白，明显减轻冠状动脉粥样硬化病变。而且豆芽性味甘凉，富含水分，热量低，还可以解腻生津，是不可多得的减肥调脂蔬菜。

　　尤其是夏季，绿豆芽还是清暑佳品。不过，绿豆芽性寒，体质弱的人不宜多吃，烹调时可以配上一点姜丝，中和它的寒性。烹饪方面，炒豆芽时应该热锅快炒，减少维生素C的破坏，还可以加入一点醋，既可防止维生素B_1流失，又可以减脂。这里给大家推荐两道食谱：

【醋熘绿豆芽】

材料：绿豆芽300克，青椒1个，花椒、大葱、大蒜、醋、白糖、精盐、味精各适量。

做法：绿豆芽用开水快速焯一下，捞出在凉水中浸泡，捞出，将水控干备用。青椒切丝，蒜拍碎，葱切段。锅内加油，烧热后丢入花椒，翻炒几下，去掉花椒，放葱丝、蒜炝锅，放入绿豆芽，加精盐、白糖、醋翻炒几下，然后放青椒翻炒片刻，加味精拌匀即可。

营养师提醒：选购绿豆芽的时候，千万不要买无根豆芽，它们多数是用激素和化肥催发的，不能食用。

【凉拌绿豆芽】

材料：绿豆芽200克，胡萝卜、黄瓜各一小段，生抽、醋、精盐、辣椒油各适量。

做法：胡萝卜洗净后擦成丝。锅中加水，水开后放入胡萝卜丝焯水后捞出。绿豆芽淘洗干净后入开水中焯熟，捞出控水备用。黄瓜洗净切丝，盛到干净小盆里，放入焯好的胡萝卜丝、绿豆芽，倒入生抽、醋、精盐、辣椒油后拌匀装盘即可。

营养师提醒：绿豆芽焯水要焯熟，而胡萝卜适当焯水即可。

🥕 10. 葡萄，有效预防心血管疾病

作为世界四大水果（苹果、葡萄、柑橘和香蕉）之一，葡萄不仅好吃，营养价值也很高。成熟的葡萄含糖量高达10%～30%，除了含有多种有助消化的果酸，还含有矿物质钙、钾、磷、铁和维生素B_1、维生素B_2、维生素B_6、维生素C和维生素P等，以及多种人体所需的氨基酸，所以脑力劳动者常吃葡萄对身体健康大有好处。

在预防心脑血管疾病方面，葡萄也有独到之处。葡萄汁与葡萄酒都含有白黎芦醇，是降低胆固醇的天然物质。动物实验也证明，葡萄能使胆固醇降低、抑制血小板的积聚，对预防心脑血管病有一定作用，是高脂血症者最好的食品之一。

因为新鲜葡萄中的黄酮类物质能"清洗"血液，防止胆固醇斑块的形成，所以每天适量吃一些葡萄，对局部缺血性心脏病和动脉粥样硬化心脏病患者也有特别的好处。大家挑选葡萄的时候注意，颜色越黑，所含的黄酮类物质越多。

由于葡萄是水果，我们通常都是洗干净了直接吃，但是，葡萄皮中的白黎芦醇、葡萄籽中的原花青素含量都高于葡萄的其他部位，也高于其他大多数果蔬，具有极高的药用价值。而生吃是无法吃掉皮和籽的，所以我们可以把它加工一下，制成葡萄汁、葡萄酱都不错，这里给大家推荐一道食谱：

【自制葡萄汁】

材料：葡萄1000克。

做法：用剪刀剪下葡萄粒，清洗干净。把葡萄放入榨汁机或者料理机中，加一点点温开水，通电，搅拌几下后断电，倒入杯子即可。

营养师提醒：葡萄不易清洗，可以浸湿后在表面撒上一点面粉，然后揉搓干净，再用清水冲洗干净即可。

11. 橙子，减少身体对胆固醇的吸收

酸酸甜甜的橙子几乎已经成了维生素C的代名词，这是一种色、香、味俱全的水果，表皮漂亮的橙黄色、橙红色，看着就让人有食欲。那么，除了维生素C以外，它还含有哪些营养呢？

橙子的食疗功效很好，它的肉、皮、络、核、叶都可以入药。对于血脂较高的人来说，橙子的价值在于它所含的维生素A、B族维生素、维生素C、维生素D及柠檬酸、苹果酸、果胶等成分可以调节血脂。其中，维生素P、维生素C均能增强毛细血管韧性；果胶能帮助身体尽快排泄脂类及胆固醇，并减少外源性胆固醇的吸收；橙子中所含的植物脑醇，是一种与胆固醇结构类似的化学物质，可以和胆固醇在肠道里竞争吸收通道，进而减少人体对胆固醇的吸收。所以，对于没有糖尿病的人来说，橙子是非常值得选择的水果。

橙子的品种有甜橙、脐橙、血橙等，口感有差异，营养价值差不多，大家通常都是直接吃果肉或者榨汁，其实橙子还可以做菜，比如香

橙排骨、香橙蒸蛋等。但对于高脂血症人群，还是更建议大家直接吃或者榨汁。

【橙子胡萝卜汁】

材料：橙子2个，胡萝卜2个。

做法：橙子去皮，沿着筋络撕成小块。胡萝卜擦洗干净，切成小块。把橙子肉和胡萝卜粒放入榨汁机，加少量温开水，榨好后即可饮用。

营养师提醒：橙子皮洗净晒干后冲水喝，能减少胆固醇的吸收，但现在的橙皮上一般都有保鲜剂，很难用水洗净，所以不建议大家用橙皮泡水饮用。

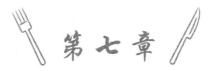

第七章
改善血糖状况的饮食方案

和高脂血症、高血压相比，血糖的控制有一个麻烦，那就是目前治疗糖尿病最主要、最有效的药物是胰岛素，但它最大的缺点是，目前只能注射。因为胰岛素的分子结构是肽类，一旦进入肠道，肯定要被消化成氨基酸，也就失去了降糖活性，所以胰岛素只能注射，绕过消化，直接进入血液使用，这给血糖的控制带来了诸多不便。这也就意味着，在控制血糖方面，维持合理的体重、健康的饮食方式显得更为重要。

1. 荞麦，味道清香，平稳控制血糖

对于血糖异常的人来说，吃主食变得不再自由，但这并不是说主食吃得越少越好。血糖异常的人群，主食最好能吃五谷杂粮，并且控制每天的摄入量，荞麦是其中一个很好的选择。

临床研究发现，志愿者吃荞麦粉四周，使高密度脂蛋白胆固醇与总胆固醇的比值明显增加，极低密度脂蛋白胆固醇、极低密度脂蛋白三酸甘油、低密度脂蛋白甘油三酯和高密度脂蛋白甘油三酯明显降低，并使血糖降低，口服葡萄糖的耐受能力改善。用含荞麦粉的饲料饲养大鼠四周，它

们对葡萄糖的耐受能力也提高，并在葡萄糖负荷后1小时，胰岛素的利用速度加快。什么意思呢？意思就是说荞麦对于控制血糖有明显的好处。

综上，血糖异常的人不妨把荞麦作为日常主食的选项之一。不过，吃过荞麦的人都知道，它口感不好，因为它含有丰富的膳食纤维，含量是一般精制大米的10倍。把荞麦磨碎可以做成荞麦面或荞麦馒头，虽然好吃了，但是由于荞麦的淀粉颗粒比较细小，所以和其他谷类相比，更容易煮熟、容易消化，这也就导致它的升糖指数比较高。对血糖异常的人，也不建议多吃荞麦加工品。

我们可以把荞麦和大米搭配起来煮，既可以让口感更好，又可以实现营养互补。而且，由于含有大量难以消化的纤维，使得血糖升高得比较慢。这里给大家推荐一种食谱：

【荞麦二米饭】

材料：荞麦米100克，大米400克。

做法：大米、荞麦米放在一起，用清水淘洗干净，浸泡15～30分钟。按常规的放水量和时间煮饭即可，煮好后断电闷10分钟即可。

营养师提醒：荞麦一次不可吃太多，否则容易消化不良。

2. 南瓜，备受争议的控糖明星

黄灿灿、憨态可掬的南瓜，可不仅仅是出现在万圣节的道具，更是一种很好的食物。现代营养学认为，南瓜中含有瓜氨酸、精氨酸、麦门冬素、胡萝卜素、B族维生素、维生素C、维生素E，还有钙、钾、锌、铬、硒等矿物质及果胶等多种营养物质。它高钙、高钾、低钠，特别适合中老年人和心脑血管疾病患者食用。

之所以说南瓜是备受争议的控糖明星，是因为一方面现代医学研究表明，南瓜中含有腺嘌呤、戊聚糖、甘露醇等许多对人体有益的物质，并有促进胰岛素分泌的作用，对糖尿病患者改善症状有良好效果。从南瓜中提取的南瓜多糖是南瓜主要的降糖活性成分，它可以显著降低糖尿病模型小鼠的血糖值，同时具有一定降血脂的功效。

但是另一方面，南瓜的血糖生成指数（GI）相当高。GI是指某种食物升高血糖效应与标准食品（通常为葡萄糖）升高血糖效应之比，表明的是人体食用一定食物后会引起多大的血糖反应。血糖高的人，当然应该吃GI低的食物。一般来说，GI在55以下时属于低GI食物；在55～70时属于中等GI食物；在70以上时属于高GI食物。而南瓜的GI是75，所以，假如血糖高的人顿顿吃南瓜，多多益善，也是相当麻烦的，因为这很有可能让血糖不降反升。

那么，南瓜究竟能不能吃呢？我是这样认为的：可以肯定，南瓜含有降血糖的成分，但关键在于我们要科学食用。这里还要给大家介绍一个概念——血糖负荷指数（GL），它是某种食物的GI值与其碳水化合物含量两者的乘积。南瓜和大米、面粉不一样，它的含糖量只有3%～15%，而大米和面粉都至少为70%。吃100克南瓜，对于血糖的影响相当于10～15克大米饭，所以南瓜虽然GI高，但是GL不高，也就是说它对我们造成的血糖负荷并不高。

即便是这样，吃南瓜时也要注意，如果你今天吃南瓜了，就要相应扣除一部分主食，免得摄入的热量过多。而且它不适合和羊肉、虾一起食用，否则容易引起腹胀、便秘。下面我们就来看看它适合怎样吃：

【红枣蒸南瓜】

材料：南瓜1个，干红枣12颗。

做法：南瓜洗净切块，红枣浸泡2个小时，去核。把南瓜在盘中摆好，把干红枣切成小块放在南瓜上，上锅蒸20分钟左右即可。

营养师提醒：南瓜皮中的膳食纤维对于延缓血糖上升具有至关重要的作用，所以，对担心血糖高的人，建议最好带皮吃。

【绿豆南瓜汤】

材料：绿豆50克，南瓜500克，精盐适量。

做法：将南瓜去皮、去瓤，洗净后切块备用。先将绿豆煮至开花，再加入南瓜，煮至烂熟后加精盐调味即可。

营养师提醒：此汤可以清热解暑、利尿，特别适合高血糖者在夏日饮用。

3. 魔芋，既扛饿又降低餐后血糖

对减肥有研究的朋友们应该都知道，魔芋是一种特别好的减肥食品。魔芋中含量最大的葡萄甘露聚糖具有强大的膨胀力，有着超过任何一种植物胶的黏韧度，它既可以填充胃肠，消除饥饿感，又因为所含的热量微乎其微，可以控制体重。

对于血糖高的人来说，魔芋葡甘聚糖单糖的键合方式和膳食纤维相似，这种纤维在小肠中并不能降解为单糖，所以能减少糖类的吸收。由于魔芋葡甘聚糖单糖分子量大、黏性高，在肠道内排泄缓慢，可以包裹肠内食物，延缓小肠对糖的吸收，避免餐后血糖急速上升，减轻胰脏的负担，使糖尿病患者的糖代谢处于良性循环，不会像某些降糖药物那样，使血糖骤然下降出现低血糖现象。魔芋葡甘聚糖单糖对血糖的控制，也间接预防了糖尿病并发症的发生。所以，2型糖尿病患者食用魔芋，是不错的选择。这里给大家推荐两道食谱：

【凉拌魔芋丝】

材料： 魔芋150克，黄瓜100克，生抽、香油、白醋各适量。

做法： 魔芋切丝，将魔芋丝放入开水中氽烫捞起，用凉开水冲净，沥干备用。黄瓜洗净切丝，放在碗中加白醋抓拌一下。魔芋丝和黄瓜全部放入碗中，加生抽和香油搅拌均匀即可。

营养师提醒： 大家要购买加工过的魔芋，因为生魔芋有毒，不能随便吃。消化不良的人，每次不宜吃过多魔芋。

【清炒魔芋】

材料： 魔芋350克，大葱、生姜、大蒜、豆瓣酱、高汤、精盐、鸡精各适量。

做法： 将魔芋清洗干净后切成片，入开水锅中焯烫去碱味，捞起放凉水中洗净，沥干备用。葱、姜、蒜分别洗净，切末。锅放火上，加油烧热后，爆香葱、姜、蒜末，加豆瓣酱炒匀，加适量高汤大火烧开。倒入焯好的魔芋，加精盐、鸡精烧开，转小火慢炖，待魔芋入味，汤汁浓稠时，盛起即可。

营养师提醒： 魔芋性寒，素来怕冷的人不适合多吃。

4. 紫菜，既含硒元素，又调节糖代谢

虽然紫菜能够进行光合作用，但它可不是植物，而是藻类。这也就决定了它拥有很多植物没有的特点和营养。先说营养，紫菜的营养很丰富，蛋白质含量超过海带，而且含有较多的胡萝卜素和维生素B_2，它的蛋白质、铁、磷、钙、维生素B_2、胡萝卜素含量，居各种蔬菜之冠，所以紫菜又有"营养宝库"的美称。紫菜蛋白质的组成氨基酸中，如丙氨酸、天冬氨酸、谷氨酸、甘氨酸、脯氨酸等中性、酸性氨基酸较多，这是所有陆生蔬菜植物没有的特征。

对于血糖异常人群来说，紫菜还有调节血糖的作用。它含有丰富的紫菜多糖，这种物质能够明显降低空腹血糖，所以糖尿病患者可以在饭前吃

一些紫菜，辅助降低血糖。

日常生活中，我们吃紫菜通常都是做汤或者做羹，下面就向大家推荐两款紫菜食谱：

【紫菜豆腐汤】

材料：紫菜25克，虾米25克，豆腐1块，淀粉、精盐、香油各适量。

做法：豆腐切成丁，淀粉加水调成糊。锅中加水，放入精盐，然后下入豆腐，煮开以后下入紫菜煮3分钟，然后把淀粉糊加入，搅拌均匀，开锅后淋入香油即可。

营养师提醒：紫菜水发后如果呈蓝紫色，则在海中生长时已被有毒物质环状多肽污染，这些毒素经过蒸煮也不能解毒，所以不能吃。

【紫菜鸡蛋汤】

材料：紫菜25克，鸡蛋2个，小葱、精盐、鸡精、香油各适量。

做法：鸡蛋打入碗内，加点盐，用筷子搅散搅匀。紫菜洗一下，撕成小碎块，小葱切碎。锅内加水，大火烧开后，转小火，将打好的蛋液围绕中间沸腾的水倒入，然后加入洗好的紫菜，放入精盐、香油、鸡精调味，关火撒上葱花即可。

营养师提醒：紫菜性寒，所以平时怕冷、经常腹痛便溏的人不适合多吃。

5. 黄鳝，保护胰岛细胞双向调节血糖

黄鳝虽然长得像蛇，看起来颇有点吓人，但味道非常鲜美，而且它的肉、血、头、皮都有一定的药用价值。古人认为，黄鳝外用时，能治颜面神经麻痹，所以以前人们常说"鳝鱼是眼药"。

在营养学看来，黄鳝营养成分丰富，含有多种维生素，其中，每100克黄鳝含维生素A50微克，并含有钙、磷、锌、铜、锰、钾、镁等矿物质，尤其是含硒量高，每100克黄鳝含硒量可达34.56微克。富硒地区人群的糖尿病慢性并发症，特别是心血管并发症的死亡率明显低于低硒地区人群，所以硒对胰岛B细胞有保护作用。

黄鳝体内含有两种能显著降低血糖的黄鳝素，也就是黄鳝素A和黄鳝素B。动物实验表明，这种有效活性成分对家兔正常血糖无明显影响，但对静脉注射葡萄糖引起家兔的高血糖有明显降低作用，而且可持续1~4小时，较大剂量或连续应用并不导致低血糖，反而对胰岛素过多所致的低血糖有拮抗作用。也就是说，黄鳝素对兔子的血糖有双向调节作用，所以血糖异常的人，也可以经常适量吃一些用黄鳝制作的菜肴或者药膳。

【鳝鱼豆腐汤】

材料：黄鳝3条，水豆腐4块，生姜、大蒜、小葱、料酒、精盐、胡椒粉、鸡精各适量。

做法：黄鳝洗净，去内脏。豆腐切成长方形小块，大蒜切丁，生姜切丝，小葱切成葱花。锅中放油，烧热后放

入黄鳝，在锅里两面煎，煎至金黄即可，然后放入生姜丝、大蒜，稍微放一点料酒，倒入大半碗水，汤水烧开后放入豆腐、鸡精、精盐、胡椒粉，加盖煮15分钟，关火撒上葱花即可。

营养师提醒：瘙痒性皮肤病、支气管哮喘、淋巴结核、癌症、红斑狼疮等病的患者应该忌食。

🍲 【青椒炒黄鳝】

材料：黄鳝1条，青辣椒2个，红辣椒1个，生姜、大蒜各适量。

做法：将黄鳝去骨，切段，氽水待用。将青辣椒、红辣椒洗净切好。起油锅，爆香姜、蒜、红辣椒，下黄鳝翻炒，然后下青辣椒一起翻炒，加入料酒，青辣椒变色后熘入适量水，起锅前用精盐、胡椒粉、鸡精调味即可。

营养师提醒：不宜食用死亡时间超过半天的鳝鱼，否则容易中毒。

🥕 6. 苦瓜，抑制高血糖的"植物胰岛素"

苦瓜降糖的功效早已名声在外，这得益于苦瓜中的两种活性成分——苦瓜素（也叫苦瓜苷）和多肽P。苦瓜素的降糖作用是大家公认的，动物实验发现，苦瓜素的降血糖效果甚至超越了常见降糖药甲糖宁，因此，苦瓜也赢得了"植物胰岛素"的美誉。

另一种活性成分多肽P和人体胰岛素的结构十分相似，多肽P甚至能模拟胰岛素的许多反应机制。研究者们认为，多肽P也许可以帮助胰岛素分泌不足的1型糖尿病患者降低血糖，但这个推论还没有足够的实验数据支撑。还有一个问题就是多肽P在苦瓜中的含量不高，而且会受到苦瓜收获时间的影响。

　　但不管怎样，苦瓜对血糖的调控能力是显而易见的，血糖高的人不妨在你的食谱中加入苦瓜：

【苦瓜炒鸡蛋】

　　材料： 苦瓜 1根，鸡蛋2个，精盐、植物油各适量。

　　做法： 鸡蛋中加入精盐，充分打成蛋液。苦瓜洗净切片，用精盐腌制10分钟出水后，再挤压苦瓜使水沥干，放入搅打好的蛋液中，搅拌均匀。锅内加入适量植物油，大火烧至五成热，加苦瓜蛋液不停翻炒，直至炒熟即可。

　　营养师提醒： 胃部有寒凉感的人不适合多吃苦瓜，或者吃的时候和鸡蛋等食物搭配。

【凉拌苦瓜】

　　材料： 苦瓜1根，青辣椒200克，大蒜、生抽、香油、精盐各适量。

　　做法： 将苦瓜一剖两半，去瓤洗净后切1厘米宽的条，在开水中烫一下，放入凉开水中浸凉捞出，沥干水。大蒜捣碎成泥，青辣椒切成丝。将苦瓜条加辣椒丝和精盐、生抽、蒜泥、香油，拌匀即可。

营养师提醒：如果是高血糖伴随高脂血症，最好的吃法就是凉拌，同时也避免了摄入较多油脂，适合夏天食用。

7.芦笋，提高肌肉的葡萄糖吸收率

　　对于高血糖一族来说，蔬菜可能是最能让他们放心食用的一类食物了。除了甜菜、胡萝卜、南瓜、芋头这些蔬菜之外，芦笋、绿菜花、菜花、芹菜、黄瓜、茄子、鲜青豆、莴笋、生菜、青椒、番茄、菠菜等蔬菜，它们的升糖指数都小于15，也是不折不扣的低糖食物。

　　被《神农本草》列为"上品之上"的芦笋，是一种食药同源的食材，自古以来就备受推崇。如今，它的药用效果被人概括为"一减，二抗，三降，一壮"：一减是减肥；二抗是抗肿瘤、抗衰老；三降是降血压、降血脂、降血糖；一壮是壮阳。

　　药理研究发现，芦笋中含有大量的膳食纤维和丰富的硒元素，具有较强的防癌、抗癌活性。对于高血糖患者来说，芦笋属于"发酵性碳水化合物"，可以刺激人降低食欲，有利于减肥。芦笋还可以提高胰岛素敏感性，使人体肌肉及身体组织对葡萄糖的吸收率提高，从而能够更好地控制血糖水平。因此，建议糖尿病患者平日可以吃一些芦笋。

　　芦笋该怎么吃呢？大家可以把鲜芦笋煮熟榨汁喝，也可以配合其他荤、素食材制作成菜肴，炒、煮、烩、烧都可以。这里给大家介绍两道食谱：

【炒芦笋】

材料：芦笋6根，猪肉100克，尖椒1根，精盐、生粉、五香粉、胡椒粉、大葱、生姜、大蒜、白糖、生抽、麻油各适量。

做法：将择洗干净的芦笋去皮，切段。葱切成段，姜、蒜切成片，尖椒斜切成节。切好的肉丝加入适量的生粉、胡椒粉、白糖、老抽和清水，拌匀腌制15分钟。锅中放油，大火烧热，加入姜片、葱段、蒜片炒出香味，再加入肉丝煸炒至变色，继续加入辣椒丝翻炒，然后开大火，加入芦笋快速翻炒至断青，加入适量精盐、五香粉，翻炒均匀即可。

营养师提醒：芦笋既不宜生吃，也不宜存放1周以上再吃。

【凉拌芦笋】

材料：芦笋10根，芝麻油、生抽、白糖、精盐、大蒜各适量。

做法：芦笋洗净，去掉根部，开水中加精盐，放入芦笋焯1分钟捞出，过冷水后切成2段，放入盘中。大蒜拍成蒜末。在小碗里混合生抽、白糖、芝麻油。锅中放植物油，加热后放入蒜末，稍微翻炒，马上倒入小碗中搅一下，浇到芦笋上即可。

营养师提醒：最后一步的锅不能太热，蒜也不要翻炒太久，炒出香味且尚未变色即可关火。

8. 西蓝花，控制血糖，抗感染

西蓝花身为十字花科植物中的佼佼者，抗癌的功效已经广为人知，它含的"萝卜硫素"有提高致癌物解毒酶活性的作用。除此以外，西蓝花还含有丰富的维生素C，能增强肝脏的解毒能力，提高机体免疫力。

大家可能不知道，西蓝花是含有类黄酮最多的食物之一。类黄酮这种物质除了可以防止感染，还是最好的血管清理剂，能够阻止胆固醇氧化、防止血小板凝结、减少患心脏病与脑卒中的危险。同时，西蓝花属于高纤维蔬菜，能有效降低肠胃对葡萄糖的吸收，进而有效控制血糖水平。西蓝花还有杀菌和防止感染的功效，对于预防糖尿病并发症也有好处。

美国营养学家号召人们在秋季多食用西蓝花，因为这时候的西蓝花花茎中营养含量最高。现在给大家介绍两种适合高血糖者的菜谱：

【凉拌西蓝花】

材料：西蓝花400克，大蒜15克，淀粉、精盐、鸡精各适量。

做法：把西蓝花洗净，掰成小块，放入开水中烫熟，捞出备用。大蒜洗净，捣成蒜蓉备用。水、淀粉、精盐、鸡精调成水淀粉备用。在干净炒锅中倒入已经调好的淀粉水，小火轻轻搅拌到呈透明状，撒下蒜蓉立即关火出锅，淋在已经装盘的西蓝花上即可。

营养师提醒：西蓝花不需要焯太久，断生即可。

【香菇西蓝花】

材料：西蓝花1棵，香菇8枚，精盐、味精、胡椒粉各适量。

做法：把西蓝花洗净，掰成小块。用热水把香菇泡软，洗净挤干水。将西蓝花、香菇同时放入沸水中烫一下，马上捞出待用。锅中放油烧热，依次放入香菇、西蓝花、精盐、味精和胡椒粉炒匀即可。

营养师提醒：吃西蓝花的时候要多嚼几次，这样才更有利于营养的吸收。

9.柚子，提高机体对胰岛素的敏感性

很多人都知道柚子可以降火，那么，柚子也能降血糖吗？或者说，糖尿病患者能吃柚子吗？这一点大家可以放心，柚子不但热量很低，而且是低GI食品，GI值只有25，所以大家不用担心。就算不小心多吃了一点，血糖也不会迅速升高。

以色列科学家发现，吃柚子有助于降糖，因为柚子含有的柚皮素是一种抗氧化剂，它让柚子有一种独特的苦味，不但能提高人体对胰岛素的敏感性，而且能让糖尿病患者的体重保持在正常范围内。柚皮素在人体内能够发挥类似非诺贝特（一种调脂药）和罗格列酮（一种降糖药）的作用。综上，柚子是血糖异常者可以放心食用的水果。

柚子除了可以直接吃果肉，还可以榨汁饮用，这里给大家介绍两种烹饪方法：

【番茄柚子汁】

材料：柚子300克，番茄100克。

做法：将柚子去皮，切成小块备用。番茄洗干净，去皮切块。把它们一起放入榨汁器中榨汁即可。

营养师提醒：番茄也是低GI食物，大家可以放心食用，但是果汁中不宜加糖。

【凉拌柚子皮】

材料：柚子皮1个，干辣椒、大葱、大蒜、生姜、豆豉、精盐、老抽、生抽、白糖、味精各适量。

做法：将柚子皮外面那层绿色的削去，白色的部分切片，开水焯过后捞出晾凉，挤干水备用。葱、姜、干辣椒切成末。锅中放油，量要比炒菜稍多一些，放入豆豉爆香，连油一起倒入柚子皮，加入剩余调料拌匀后即可。

营养师提醒：这个小菜可以放冰箱冷藏，如果保存得当可以2周不变质，可以做开胃小菜随吃随取。

10.李子，利尿消肿控制血糖

对李子这种水果，很多人都没有好感，因为他们听说过"桃养人，杏伤人，李子树下抬死人"的谚语。听起来太恐怖了。其实它的意思不是说吃了李子会把你毒死，只是说李子不可以多吃。

事实上，再好的东西也不适合多吃，李子当然也不例外。如果多吃李子，可能会生痰，所以体质弱的人不应该多吃。

但是对糖尿病患者来说，李子由于GI比较低，只有24，所以是比较理想的水果。李子中富含的酚类化合物主要包括四大类：花青素、绿原酸、槲皮黄酮衍生物和儿茶素。这些酚类活性物质可以分别应对脂肪细胞、巨噬细胞和血管内皮细胞，因而可以发挥抗肥胖、抗炎症和抗糖尿病的独特功效。它们还可以降低LDL-胆固醇的水平，从而保护心脑血管。

糖尿病患者常有口渴多饮的症状，而李子能帮助糖尿病患者消渴，并有利尿消肿的功效。另外，李子中抗氧化剂含量高得惊人，抗衰老、防疾病的功效也不错，所以李子不是不能吃，只是要控制食用量和食用时间。饭后吃李子，可以增加胃酸，帮助消化；暑热时吃李子，有生津止渴、去暑解热的功效。

大家适合在两餐之间吃李子，每天控制在十颗左右，而且最好分二次吃，上午、下午各吃几颗。由于李子加工的食物不适合血脂异常者食用，所以这里不再介绍食谱，大家洗干净了直接吃就可以。

🥕 11. 樱桃，促进机体胰岛素生成

外表艳丽诱人的樱桃可不是虚有其表，它之所以会呈现出鲜艳的红色，是因为含有一种名叫花青素的化学物质。这种物质天然存在于樱桃内，让它呈现出漂亮的红色。其实，花青素是所有拥有鲜艳红色、蓝色、紫色的水果、蔬菜、花的着色原因，红葡萄、草莓、蓝莓、血橙中都有花

青素。

花青素能够促进胰岛素分泌，有效地降低糖尿病患者体内的血糖水平。再加上每100克樱桃含糖9.9克，血糖指数是22，是一种比柚子和李子都低的低GI食物，所以糖尿病患者也可以放心吃樱桃。

对女性来说，樱桃还有一个好处是可以缓解贫血症状。因为樱桃含铁特别丰富，而铁是合成人体血红蛋白的原料，对于女性来说，有着极为重要的意义。中医认为"樱桃味甘、平涩，能调中益气，多食可美颜，美志性"，还有"治人体虚症，大补元气，滋润肌肤"的功效，所以，它还可以帮女性养颜。

樱桃虽然好，也不要多吃。因为樱桃中含有一定量的氰苷，如果食用过多，可能会引起氰化物中毒。

大家还要注意的是，肾病患者不适合吃樱桃。因为樱桃含钾量很高，每100克樱桃含钾258毫克，对于肾病患者来说是比较危险的，可能会导致高血钾的严重后果。

第八章
让血压走向稳定的饮食方案

和高脂血症、高血糖一样，高血压也是让人相当心烦的一种症状，吃药也只能控制，难以根治。但幸好，合理的膳食可以让你的血压维持正常。一般来说，高血压人群的饮食原则是控制能量摄入，限制脂肪摄入，适量摄入蛋白质，限制盐的摄入量，多吃含钾、钙丰富而含钠低的食物。在此基础上，大家可以选择一些有助于控制血压的食物，对于保持血压稳定大有裨益。

1. 芹菜，舒张血管，降低血管阻力

大家在吃的时候都能感觉到，芹菜里面含有丰富的膳食纤维，这种不好咀嚼也很难消化的纤维，除了清肠、利尿，其实也有利于降血压。

当然，芹菜中最主要的降压物质肯定不是膳食纤维。芹菜富含钾、钙、镁等矿物质元素，高钠的摄入是导致高血压的原因之一，高钾则与它相反，有降血压的作用。芹菜所含的钾，可以通过扩张血管、降低血管阻力与增加尿钠的排泄，来抵抗高钠的升血压作用。

芹菜中还有一种植物化学物质——芹菜素，它属于黄酮类化合物，在多种水果、蔬菜和豆类中都含有，但是在芹菜中的含量较高。芹菜素具有

抗炎、抗过敏和降压的作用，可以改善肾素—血管紧张素—醛固酮系统，防止血管紧张，可以舒张血管，从而降低血压。

需要注意的是，芹菜虽然钾含量不低，但含的钠也不少，可是由于芹菜本身口感清淡，烹饪的时候也不容易入味，所以很多人会加入大量的盐，这反而不利于控制血压。这里给大家介绍两道菜谱：

【芹菜汁】

材料：芹菜150克，白糖适量。

做法：芹菜洗净后切成小段。砂锅中加入适量清水，加火烧至沸腾，放入芹菜煮熟；将芹菜和水一起放入搅拌机或料理机中打成泥，过滤掉菜泥即可。

营养师提醒：买来的芹菜最好竖着存放，这样保存的叶绿素比水平放置的蔬菜要多。

【凉拌芹菜】

材料：芹菜200克，花生米50克，大葱、生姜、大料、香叶、生抽、香油、精盐、白糖、白醋、鸡精各适量。

做法：芹菜择洗干净，沸水锅中加精盐、香油，把芹菜焯烫一下过凉。生姜切片，大葱切段。芹菜切小段，加精盐、糖、白醋、鸡精拌匀。锅中加姜片、葱段、大料、香叶，放入花生，煮好后取出调料，晾干水，和芹菜一起加一些生抽、香油拌匀即可。

营养师提醒：加精盐是为了让芹菜保持碧绿的色泽，

但不管怎样都不可焯烫太久，稍煮就可以捞起。

2. 菠菜，减少半胱氨酸调节血压

有着"营养模范生"之称的菠菜，除了富含胡萝卜素和铁元素，还含有叶酸、维生素B_6、维生素C、维生素K、矿物质（钾、钙、铁等）、辅酶Q_{10}等多种营养素，难怪连大力水手都喜欢。

由于菠菜富含铁，是人体造血原料之一，所以贫血的人可以多吃菠菜；体力差、易疲劳的人也可以多吃菠菜。从营养学角度来看，菠菜中的钾具有利尿和调节血压的功效，所以高血压患者也应该吃些菠菜。

菠菜虽然不能帮我们让血压直线下降，但它对于控制血压有利。血清内高含量的高半胱氨酸是心血管疾病及中风的风险因素，是这两种疾病的标记。而菠菜里面的叶酸，消化吸收之后能够避免或者减少半胱氨酸，也就减少了血压异常的机会。

而且，菠菜叶中含有一种类胰岛素样物质，其作用与哺乳动物体内的胰岛素非常相似，所以2型糖尿病患者不妨经常吃些菠菜，有利于体内血糖保持稳定。

需要注意的是，我们在吃菠菜时，不能直接食用，需要拿开水焯一下。为的是去除草酸和苦味，否则草酸容易与钙结合形成草酸钙，不止是口感不好，营养价值也大打折扣。

菠菜在拔出来几天后，营养成分就开始减少，4～8天会流失近一半的叶酸，胡萝卜素也会降到原有含量的54%左右，因此，我们要尽量吃新鲜的菠菜。如果需要保存，就尽量放在冰箱里冷藏，低温可以减少营养流失。至于食谱，这里给大家介绍两种做法：

【鸡丝菠菜】

材料： 菠菜200克，鸡腿100克，精盐、白糖、醋、麻油各适量。

做法： 菠菜洗净，用开水焯熟，放入凉水中过凉后挤出水分，切寸段。鸡腿事先煮熟，去皮、去骨，将鸡肉撕成丝状。将菠菜、鸡丝放在一起，加入精盐、醋、白糖、麻油拌匀即可。

营养师提醒： 菠菜根的营养同样也很丰富，吃菠菜时不应该将根去掉。

【菠菜炒鸡蛋】

材料： 菠菜300克，鸡蛋2个，精盐、料酒、大葱、生姜、味精、香油各适量。

做法： 菠菜洗净后切成3厘米长的段，放入开水中烫一下，捞出后过凉水待用。将鸡蛋加精盐在碗中打散，葱、姜切末。锅放火上，大火将油烧热，倒入鸡蛋炒熟，盛出待用。锅再烧热，放油，下葱末、姜末爆香，烹入料酒，下菠菜、精盐，煸炒至菠菜断生，放入炒好的鸡蛋翻炒均匀，加味精、香油炒匀即可。

营养师提醒： 肾炎和肾结石的患者不适合吃菠菜，而且菠菜也不宜与黄瓜和黄豆同吃。

3. 茼蒿，挥发油和胆碱成分帮你降血压

有着蒿之清气、菊之甘香的茼蒿，在中国古代也被叫作皇帝菜，有"安心气，养脾胃，消痰饮，利肠胃"的功效。不过，有些人不大喜欢它那独特的味道，但是也许看了它的营养价值，你会对它改观。

茼蒿除了含有蔬菜一般都有的营养成分之外，它的胡萝卜素含量极高，是黄瓜、茄子含量的20~30倍，有"天然保健品""植物营养素"之美称。茼蒿还含有特殊香味的挥发油，有助于增加食欲，丰富的粗纤维有助肠道蠕动。

作为春天的时令蔬菜，由于茼蒿对咽喉部有良好的湿润和物理治疗作用，有助于局部炎症治愈，解除局部痒感，从而阻断咳嗽反射，有利于止咳和祛痰，因此，茼蒿也是春季润燥的佳蔬。

对于血压异常的人群来说，茼蒿中含有多种氨基酸、脂肪、蛋白质，以及较高量的钠、钾等矿物质，能调节体内水液代谢，通利小便，消除水肿。茼蒿含有一种挥发性的精油，具有降血压、补脑的作用。这里给大家介绍两道高血压人群适合食用的菜谱：

【蒜蓉茼蒿】

材料：茼蒿300克，大蒜、植物油、精盐、鸡精各适量。

做法：茼蒿择净，泡洗干净，切段备用。锅中加油烧热，放入蒜粒爆香，先加茼蒿茎翻炒熟，再加叶翻炒，加

鸡精、精盐调味即可。

营养师提醒：茼蒿中的芳香精油遇热容易挥发，烹调时最好旺火快炒。

【茼蒿豆腐】

材料：茼蒿200克，豆腐300克，蛋清30克，大葱、生姜、大蒜、精盐、香油、料酒、味精各适量。

做法：将豆腐抓成泥，加精盐、味精、蛋清、料酒拌匀。茼蒿择洗干净，切成段，葱、姜、蒜都切成末。锅中放油烧热，加入葱末、姜末、蒜末煸出香味，放入豆腐泥、茼蒿翻炒均匀，淋入香油即可。

营养师提醒：茼蒿与肉、蛋一起炒，可以提高维生素A的利用率，而汆汤或凉拌，有利于胃肠功能不好的人。

4. 洋葱，前列腺素保护心血管健康

看起来貌不惊人的洋葱，在国外却被誉为"菜中皇后"，这是因为它营养价值很高。虽然切起来常常让人眼泪涟涟，而且有着一些人不喜欢的甜辣的味道，但和大蒜一样有着"天然杀菌剂"之称的洋葱，营养成分和食疗功效都值得你重视。

对于饮食中肉类比重较高的人群来说，洋葱还可以帮他们很好地保护心脑血管。因为洋葱含有二烯丙基硫化物，有预防血管硬化、降低血脂的功能。在洋葱中还能检测到槲皮质类物质，在黄醇酮诱导下形成的配糖体有利尿消肿作用，对肥胖、高脂血症、动脉硬化等病症的预防有益。

对于血压异常的人群来说，洋葱能帮我们保护心血管。有一种物质名叫前列腺素，它能对血管平滑肌和支气管平滑肌产生作用，比如前列腺素E和前列腺素F能使血管平滑肌松弛，从而减少血流的外周阻力，降低血压。目前我们所知的含前列腺素的食物极少，而洋葱是其中之一。

洋葱中含量丰富的槲皮素，生物的可利用率很高。槲皮素可能有助于防止低密度脂蛋白（LDL）的氧化，对于动脉粥样硬化患者能提供重要的保护作用，因此，洋葱在维护心血管健康方面的功效不可小觑。为了心脑血管健康，我们可以在食谱中加入洋葱这种食材。

我们在市场上见到的洋葱分为白皮、黄皮和紫皮三种，其中紫皮洋葱营养成分更高。紫皮洋葱更辛辣，意味着含有更多的蒜素，而且紫皮部分含有更多的槲皮素。现在给大家介绍两种常见的洋葱美食：

【洋葱拌木耳】

材料：洋葱1个，干黑木耳3朵，香菜、生抽、醋、香油、花椒油、辣椒油、精盐各适量。

做法：干黑木耳提前半天用凉水泡发后洗净，洋葱去外皮切薄片，香菜切碎。泡好的黑木耳焯水，过冷水，去掉根蒂，挤干水分。把洋葱和黑木耳放入容器中，加所有调料拌匀即可。

营养师提醒：对于糖尿病患者来说，生吃洋葱效果最好，但患有皮肤病、眼疾、肠胃疾病的人不能生吃。这道凉菜本身口味清淡，并且放了生抽调味，可以不必再放盐。

【洋葱牛肉丝】

材料：牛里脊肉250克，洋葱1个，红辣椒1个，香菜、精盐、料酒、生抽、淀粉、黑胡椒各适量。

做法：牛里脊肉切片再切成丝，加生抽、淀粉、料酒腌制片刻。洋葱、红辣椒切丝，香菜切段备用。锅中倒油烧热，放入腌好的牛肉丝大火快炒，至牛肉七成熟时盛出。用锅中余油爆香洋葱丝，加入炒好的牛肉、红辣椒丝及精盐、胡椒粉快速拌匀，撒上香菜即可。

营养师提醒：切牛肉时要逆着牛肉的纹理切片，再切丝。

5.胡萝卜，用槲皮素、山柰酚降压强心

说胡萝卜营养丰富，应该没有人会反对，因为很多人都听说过"胡萝卜素"的大名。美国疾控中心研究人员一项长达14年的跟踪调查结果发现，血液中的α-胡萝卜素含量越高的人，可能会拥有更长的寿命。而且，血液中α-胡萝卜素的浓度越高，受试者患心脏病的风险就越低。南瓜、橙子、柑橘中都有含量比较高的α-胡萝卜素，但α-胡萝卜素含量最高的食物，还是胡萝卜。

对于血压异常者或者"三高"人群来说，胡萝卜在保护心血管方面的功效非常出色。胡萝卜中的槲皮素、山柰酚能增加冠状动脉血流量，降低血脂，促进肾上腺素的合成，因而有降压强心的作用；胡萝卜中含有琥珀酸钾盐，有助于防止血管硬化、降低胆固醇，并且还有降低血压的作用。

胡萝卜的吃法也是有讲究的。由于胡萝卜素属于脂溶性物质，只有溶解在油脂中时，才能在人体肝脏、肠壁中胡萝卜素酶的作用下，被人体吸收，所以，胡萝卜不宜生吃，否则会有很多营养无法吸收。这里给大家介绍两道食谱：

【胡萝卜蛋饼】

材料：胡萝卜150克，鸡蛋4个，精盐、植物油、胡椒粉各适量。

做法：胡萝卜削皮，洗净切丁粒，开水焯过后沥干。鸡蛋打入碗中，搅拌均匀备用。将焯好的胡萝卜丁倒入鸡蛋液中，再加入精盐和胡椒粉一起搅匀。电饼铛或者炒锅加热，倒入适量植物油，中火烧热至油温140℃左右，倒入蛋汁转小火煎熟即可。

营养师提醒：胡萝卜可以切成丁，也可以切成丝，还可以根据个人口味加入面粉、糯米粉等。

【胡萝卜饺子】

材料：胡萝卜2根，肉馅300克，黑木耳、干香菇各50克，生姜、小葱、精盐、鸡精、生抽、老抽、胡椒粉、植物油各适量。

做法：泡发黑木耳和香菇，准备饺子皮备用。把胡萝卜洗干净，刮去表皮，用料理机打成碎末状，把黑木耳、香菇、姜也打碎。把以上材料加入2勺植物油搅拌均匀，加入肉馅，倒入生抽、精盐、胡椒粉、鸡精、老抽和2勺泡香菇水，使劲搅拌成团，最后加入葱末搅拌均匀，腌制15分钟左右，取饺子皮包饺子即可。

营养师提醒：加植物油是为了让馅料的口感更好，肉馅最好带三成肥肉。

6. 茄子，富含维生素P，提高微血管弹性

茄子虽然是大家都很熟悉的一种蔬菜，但大家未必知道它的营养价值。茄子的营养丰富，含有蛋白质、脂肪、碳水化合物、维生素，以及钙、磷、铁等多种营养成分，还含有胆碱、葫芦巴碱、水苏碱、龙葵碱等多种生物碱。

茄子对心血管的益处主要体现在它含有多种维生素，特别是紫色茄子，含有较多的维生素P。维生素P这种物质，幼儿和儿童一般是不需要的，因为他们血管通常都非常健康，但成年人，尤其是工作繁忙、心情郁闷的人群以及老年人都需要补充维生素P。

维生素P被人体吸收以后，能增强人体细胞间的黏着力，增强毛细血管的弹性，降低脆性及渗透性，防止微血管破裂出血。如果人体缺乏维生素P，毛细血管会变脆弱。

此外，茄子纤维中的维生素C和皂草苷可以促进蛋白质、脂质、核酸的合成，提高供氧能力，改善血液流动，防止血栓，具有降低胆固醇的功效。

茄子中维生素P含量最多的部位是紫色表皮和果肉的接合处，所以茄子以紫色品种为上品。100克紫茄含有超过720毫克的维生素P，这是许多

蔬菜水果望尘莫及的。

　　茄子的烹饪方法有很多，荤素皆宜，既可以炒、烧、蒸、煮，也可油炸、凉拌、做汤。不管怎么吃，最好不要去皮，因为茄子皮含有丰富的B族维生素和花青素等，丢掉太可惜了。做菜的人都知道茄子特别吸油，这里给大家推荐两道较为清淡的食谱：

【凉拌茄泥】

　　材料：茄子350克，芝麻酱10克，香油、精盐、香菜、韭菜、大蒜各少许。

　　做法：将茄子削去蒂托，切成0.3厘米厚的片，放入碗中，上笼蒸25分钟，出笼后略放凉。大蒜捣碎成泥。将蒸过的茄子用纱布包裹，挤压去掉水后，加入香油、精盐、芝麻酱、香菜、韭菜、蒜泥，拌匀即可。

　　营养师提醒：大家千万不要生吃茄子，以免中毒。

【番茄炒茄子】

　　材料：番茄1个，茄子1个，大葱、大蒜、精盐、味精各适量。

　　做法：番茄洗净切小块，茄子洗净切细条，葱蒜切片备用。锅内放油，烧热后放入葱、蒜爆香，之后放入茄子翻炒，待茄子变色变软，放入番茄翻炒，待番茄汤汁炒出来后放入精盐、味精即可。

　　营养师提醒：茄子可以尽量和番茄等味道比较足的食材一起烹饪，这样可以不必放太多盐。

7. 香菇，预防血管硬化，降低血压

由于营养丰富、香味独特、味道鲜美，香菇素有"菇中之王""蘑菇皇后""蔬菜之冠"的美称，位列"山珍"之一，这当然不仅仅是因为口味，还是因为其营养和药用价值。

随着现代医学和营养学的不断深入研究，香菇的药用价值不断被发掘出来。香菇中的香菇素可以让心脏、肝脏及甲状腺、前列腺等腺体的功能增强，具有抗衰老、增强人体活力、使人精力充沛的保健功用；香菇多糖能增强细胞免疫能力，抑制癌细胞的生长；香菇含有六大酶类中的40多种酶，可以帮助改善人体酶缺乏症；香菇中脂肪所含脂肪酸，对人体降低血脂有益。

由于香菇富含生物碱香菇嘌呤，具有降低血中胆固醇的作用，所以能有效地预防动脉血管硬化，降低人的血压。香菇中还含有一种核酸类物质，能抑制血清及肝脏中的胆固醇升高，阻止血管硬化及降低血压，是高血压、糖尿病患者的食疗佳品。香菇属于高钾低钠食品，对稳定、降低血压，保护血管也十分有益。这里给大家推荐两道菜谱：

【香菇笋丁】

材料： 鲜香菇500克，笋1棵，大葱、干辣椒、芝麻、香菜、酱油、白糖、精盐、鸡精各适量。

做法： 鲜香菇放在淡盐水中浸泡10分钟后，洗净切小块。把笋洗净，切成和香菇丁一样大小的块。大葱切片，

红椒切碎。锅放火上加热后，倒入油，待油七成热时，放入葱片爆香，倒入香菇块和笋块翻炒2分钟，加入酱油、白糖、精盐，继续炒2分钟，装盘后撒上红椒碎末、芝麻和香菜装饰即可。

营养师提醒：浸泡香菇的时候，菌盖朝上，有助于让杂质沉淀到水中。

【香菇鸡肉粥】

材料：鸡脯肉100克，鲜香菇3个，大米100克，大葱、生姜、橄榄油、精盐、淀粉、鸡精、胡椒粉各适量。

做法：大米淘洗干净后，清水浸泡30分钟。鲜香菇洗净切丝，葱、姜切末。鸡脯肉切丝，用精盐、淀粉、1匙橄榄油拌匀。锅中加水烧开，放入大米和橄榄油，大火烧开后转小火继续煮20分钟，加入香菇丝煮5分钟，再加入鸡肉丝煮开，放入精盐、鸡精、胡椒粉，撒入葱末、姜末调匀即可。

营养师提醒：由于阳光可以把麦角固醇转变为维生素D，所以干香菇中含有更多的维生素D。这两道菜中的鲜香菇，都可以换成干的，提前泡发即可。

8. 海带，防止动脉硬化，有助于控制血压

海带这种海藻类植物，一直以含有丰富的碘元素而著称。其实除了碘，海带还含有蛋白质、脂肪、膳食纤维、碳水化合物、维生素B_1、维生

素B$_2$、维生素PP、维生素E、钾、钠、钙、镁、铁、锰、锌、磷、硒、藻胶酸和昆布素等营养物质，有降血脂、降血糖、调节免疫力、抗凝血、抗肿瘤、排铅解毒和抗氧化等多种生物功能。

海带中含有的海带多糖，能够有效降低人体血液中的胆固醇、甘油三酯的浓度。同时，海带多糖还具有抗凝血的作用，可防止血管内血栓的形成。海带中还富含膳食纤维，可以与人体内的胆酸结合排出体外，从而减少胆固醇合成，防止动脉硬化。此外，海带中的海带氨酸及丰富的钾盐、钙元素，可以帮助防治高血压。

我在这里要格外提醒大家的是，由于现在水质污染比较普遍，海带中可能含有有毒物质砷，所以烹制前要先用清水浸泡两三个小时，中间换一两次水。不过也不要超过6小时，以免水溶性的营养物质损失过多。这里给大家介绍两道食谱：

【海带绿豆粥】

材料： 水发海带50克，粳米150克，绿豆50克。

做法： 海带洗净，切成3厘米长、0.5厘米宽的丝备用。绿豆、粳米淘洗干净，备用。锅中加水适量，放入粳米、绿豆，先用大火烧开，再改用小火熬粥，等粳米熬烂时，把海带丝撒入锅内，再煮片刻即可。

营养师提醒： 哺乳期的妇女和怀孕的妇女尽量少吃海带，因为婴儿和胎儿如果摄入太多的碘，会造成甲状腺功能障碍。

【凉拌海带丝】

材料： 水发海带100克，大蒜、大葱、干红辣椒、精盐、白糖、酱油、陈醋、香油、味精、芝麻各适量。

做法： 把泡发的海带切丝，在开水中焯一下，沥干水。大蒜捣成泥，大葱切末，把海带和蒜泥、葱末、精盐、白糖、酱油、陈醋、香油、味精、芝麻拌匀。锅中放油，下入切好的干红辣椒段，油热后迅速离火，把热油和辣椒浇入拌好的海带上即可。

营养师提醒： 对于高血压人群，不推荐用海带和肉类熬汤，因为肉汤中含氮浸出物增加，可能加重心、肝、肾脏的负担。

9. 苹果，营养丰富，保护心血管

口感爽脆的苹果营养丰富，是世界"四大水果"之冠，以及"温带水果之王"。由于营养丰富且好吸收，以至于科学家和医师把苹果称为"全方位的健康水果"或"全科医生"。

苹果含有丰富的糖类、有机酸、膳食纤维、维生素、矿物质、多酚及黄酮类营养物质，这些营养素让它有了各种功效。

大家都知道，过量的钠是引起高血压和脑卒中的一个重要因素。而苹果含有充足的钾，钾可以对抗钠的升压作用，从而降低血压。钾离子还能扩张血管、保护血管，并且降低高血压、脑卒中的发病率。而且，苹果中的多酚及黄酮类物质能预防心脑血管疾病。另外，苹果的果胶进入人体后，能与胆汁酸结合，像海绵一样吸收多余的胆固醇和甘油三酯，排出体外，所以，它对心脑血管有很好的保护作用。

苹果可以生食，也可以煮熟吃，还可以做成果干、果酱、果子冻等，在很多甜食中都会用到它，比如苹果派。对于血压异常但肠胃健康的人群，我建议的食用方法是每天早晨空腹吃一个。苹果含有大量糖类，可以帮助补充能量；丰富的膳食纤维有助于排除体内毒素。但假如肠胃功能不太好，还是不要空腹吃。

在苹果成熟的季节，大家能够买到新鲜苹果，建议大家洗干净以后带皮吃。但假如是反季节苹果，尤其是表皮特别漂亮、闪闪发亮的，最好还是削皮后再吃。要记住，千万不要吃苹果籽。葡萄籽营养丰富，苹果籽可不一样，它含有氰化物，虽然含量不高，但对身体也有影响。

【苹果汤】

材料： 苹果1个，冰糖20克。

做法： 将苹果洗干净，去核，带皮切成1厘米大小的块。锅中加水，放入苹果块后，大火烧开，转小火煮15分钟，加冰糖调味即可。

营养师提醒： 此汤可以清热生津、止泻，大人可以吃果肉喝汤，婴幼儿可以滤汁服用。

🥕 10. 香蕉，保护血管、防止血压升高

如果要列举含钾丰富的水果，我们肯定不能忘了香蕉。每100克香蕉含钾约330毫克。我们来看看其他水果，苹果大约119毫克、梨92毫克、桃166毫克、葡萄104毫克、西瓜87毫克。

丰富的钾有助于保护血管。由于钠盐摄入过高是高血压的明确病因，所以防治高血压的重要措施之一，就是限制膳食中钠盐的摄取量。而钾在人体内可以对抗钠，起到降低血压的效果。多吃蔬菜、水果，补充钾的不足，有助于预防高血压，因此，高钾的香蕉是高血压人群的首选水果。

但是，香蕉的碳水化合物（糖类）含量特别高。每100克香蕉约28.9克，其他水果，如苹果、梨、西瓜等含糖量约10克，所以，香蕉的升糖指数比较高，不大适合高血糖的人吃。

至于肾炎患者，吃香蕉也要遵医嘱，因为香蕉中含有大量的钾、镁元素，肾炎患者的肾功能不够健全，香蕉会使血液中的钙、钾、镁比例失调，进而加重病情。香蕉性寒，体质偏虚寒者最好能避免食用，胃寒、虚寒的人都不适合多吃。

虽然香蕉不适合空腹吃，但是很多人便秘的时候喜欢通过空腹吃香蕉来缓解，这样做是不对的。因为香蕉可以促进胃肠道蠕动，如果空腹吃香蕉，会加快肠胃的运动，促进血液的循环，增强心脏的负荷。香蕉含有大量的镁元素，空腹大量吃香蕉，会使血液中含镁量骤然升高，造成人体血液内镁与钙的比例失调，对心血管产生抑制作用，对心脏健康不利。

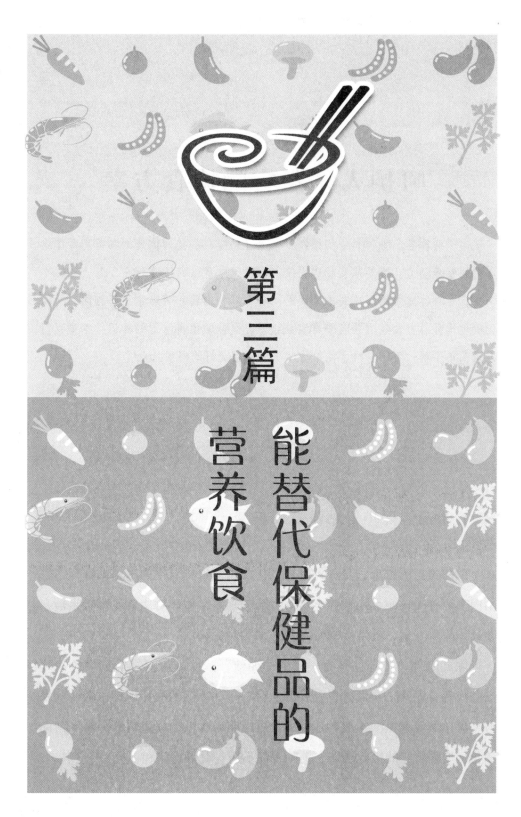

第三篇

能替代保健品的营养饮食

第九章
呵护人体器官的饮食方案

由于身体各个脏器和组织维持日常生理功能、和体内体外的细菌病毒作战需要的营养动力，都要从食物中得来，因此，吃什么、不吃什么、怎么吃、吃多少，对身体健康的影响是非常大的。各个器官需要的营养素不尽相同，所以正确地选择各种食物呵护各个器官或组织，是非常值得学习的知识。本章我们就来简单了解一下，怎样才能给你的五脏器官更好的呵护。

1. 番茄，保护胃黏膜有一套

酸甜可口的番茄，是一种既可以作为蔬菜也可以作为水果的食物，它不但味道鲜美，而且还营养丰富。番茄的维生素和矿物质含量都很丰富，尤其是胡萝卜素、维生素C和B族维生素含量更高。

除此之外，番茄还具有一定的"药效"，比如美容、防衰老、治疗皮肤病等，尤其是在保护胃黏膜方面有一套。番茄的酸味由柠檬酸、苹果酸、琥珀酸等有机酸组成，这些成分可以刺激食欲、促进胃酸分泌、帮助消化、增强胃肠的吸收功能、消除胃部不适、缓解胃痛和胃炎。

大家如果吃完油腻食物后感觉胃灼热，可以喝200毫升番茄汁，对胃黏膜能起到很好的保护作用。下面给大家介绍两道关于番茄的食谱：

【番茄汁】

　　材料：番茄1个，冰糖适量。

　　做法：选择外皮完整、完全熟透的番茄，洗净备用。用温开水将番茄烫一下去皮，放入榨汁机捣碎，用滤网滤掉果肉渣子。如果没有榨汁机，也可以用干净的纱布包起，把汁液挤到小盆里。在番茄汁中加适量冰糖或蜂蜜，即可饮用。

　　营养师提醒：肠胃功能不好及经期的女性不宜生吃番茄，所以也不宜饮用番茄汁。

【番茄炒苦瓜】

　　材料：苦瓜200克，番茄300克，植物油少许，精盐、味精各适量。

　　做法：将苦瓜洗净，除去瓜瓤及内膜。番茄洗净，切月牙片。把苦瓜放在开水中焯一下，捞出后沥干水，然后切片。锅中放少许油，油热后，将苦瓜煸至八成熟，放入番茄同炒，然后加精盐及味精调味即可。

　　营养师提醒：这道菜肴可以用于因贪食荤腥厚味及饮酒过量引起的腹胀、厌食、口臭等症状。

2. 胡萝卜，呵护眼睛的"小人参"

在我国古代，胡萝卜有"小人参"的称号。从营养学角度来看，胡萝卜完全当得起这个名号。胡萝卜富含糖类、脂肪、挥发油、胡萝卜素、维生素A、维生素B_1、维生素B_2、花青素、钙、铁等营养成分，营养价值相当高。

其中最值得大书特书的，是胡萝卜素。胡萝卜含有大量胡萝卜素，这种胡萝卜素的分子结构相当于2个分子的维生素A，进入机体后，在肝脏及小肠黏膜内经过酶的作用，其中50%变成维生素A。维生素A与β-胡萝卜素一起，具有促进眼内感光色素生成的能力，并能预防夜盲症、加强眼睛的辨色能力，减少眼睛疲劳与眼睛干燥，对保护眼睛大有好处。

而且，维生素A是骨骼正常生长发育的必需物质，有助于细胞增殖与生长，是机体生长的要素，对促进儿童的生长发育具有重要意义。维生素A还有助于增强机体的免疫功能，在预防上皮细胞癌变的过程中具有重要作用。

不过，大家需要注意，胡萝卜最好不要和其他蔬菜一起吃，因为胡萝卜含有维生素C分解酶，生吃可能会导致其他果蔬中的维生素C分解，降低营养价值。胡萝卜最好的食用方法，一种是切成块用足量的油炒制，另一种是跟肉类一起烹制。胡萝卜素不怕高温蒸煮，把胡萝卜放在肉汤里煮，只要连汤喝掉，并不会引起α-胡萝卜素的明显损失。而且熟吃更有利于各种类胡萝卜素的吸收，只要少量的油脂就能达到充分吸收的效果。现在就给大家介绍两道食谱：

【胡萝卜炖牛肉】

材料： 牛肉100克，胡萝卜250克，酱油、料酒、精盐、白砂糖、大葱、生姜、花椒、八角各适量。

做法： 将牛肉切成块，放入沸水中焯一下，捞出控净水，再用清水冲去浮沫。胡萝卜洗净，切成滚刀块。葱切段，姜切片。锅中放油，大火烧热后，放入花椒、大料、葱、姜片煸炒出香味，放入焯好的牛肉块煸炒，加上料酒、酱油、清水（没过牛肉块5厘米）、白糖，烧沸后转用小火，炖至牛肉块八成熟时，加上精盐和切好的胡萝卜块，炖至牛肉块、胡萝卜熟透即可。

营养师提醒： 胡萝卜素容易被氧化，可以用压力锅炖，这样能减少胡萝卜与空气的接触。

【胡萝卜烧排骨】

材料： 胡萝卜300克，肋排200克，大葱、大蒜、酱油、精盐各适量。

做法： 将肋排焯水后洗净备用，胡萝卜洗净切成大块，蒜略拍一下，大葱斜切成段。锅内加油烧热后，放入蒜瓣煸香，倒入排骨翻炒大约2分钟出香味后，加入胡萝卜块继续翻炒，翻炒2分钟左右，加入一大碗水，没过胡萝卜和排骨，加入酱油，烧开后改中小火焖。汤汁快要收干时，加入精盐炒均匀，继续将汤汁收干，放入大葱段炒香出锅即可。

营养师提醒：胡萝卜虽然好，但也不要过量食用，因为大量摄入胡萝卜素会让皮肤的色素产生变化，变成橙黄色。

3. 开心果，心脏和眼睛的好朋友

开心果是很多人都非常喜欢吃的一种坚果，它香脆的口感、简单的食用方式，绝大多数人都会接受并且喜爱，它还是一种非常健康的零食。

关于开心果，还有一个让人心动的美名。传说，在公元5世纪的波希战争中，波斯人英勇无比，在恶劣的环境中愈战愈勇，最终打败了希腊人，其"秘密武器"就是士兵们吃了一种神奇的干果——开心果，因此，古代波斯国国王把开心果当作"仙果"。这个世界上固然没有真正的仙果，但它之所以被给予这样一个美名，也不是没有道理的。

开心果的果仁营养是很丰富的，每100克果仁含维生素A20微克、叶酸59微克、铁3毫克、磷440毫克、钾970毫克、钠270毫克、钙120毫克，同时还含有烟酸、泛酸等营养物质，含油率高达45.1%。由于它富含膳食纤维、维生素、矿物质和抗氧化元素，具有低脂肪、低热量、高纤维的显著特点，是非常健康的食物，能给身体带来诸多益处，其中最重要的有两点。

首先，吃开心果对心脏特别好，它被人们称为"心脏之友"。美国弗吉尼亚大学的研究员经过广泛测试和数据分析得出结论：在众多果仁类食品中，开心果和葵花子的植物甾醇含量最高，这种物质能够抑制人体对胆固醇的吸收、促进胆固醇的降解代谢、抑制胆固醇的生化合成，进而起到抑制心血管疾病的功能。开心果还富含精氨酸，它可以缓解动脉硬化的发生，帮助降低血脂，降低心脏病发作的概率，降低胆固醇，缓解急性精神压力反应等。因此，适量吃一些开心果，不仅可以保护心脏，还有助于让你的心更平静、更快乐。

其次，开心果对保护视力很有帮助。开心果仁外面那层薄薄的紫红色果衣含有花青素，这是一种天然抗氧化物质；翠绿色的果仁中则含有丰富的叶黄素，它不仅可以抗氧化，而且对保护视网膜也很有好处。

此外，开心果还能帮我们增强体质。开心果不仅含有丰富的维生素A及B族维生素，还含有丰富的维生素E，可以起到增强体质、抗衰老的作用。所以，凡是血脂不高的人，都可以适当吃一点开心果。

不过，开心果毕竟有很高的热量，并且含有较多的脂肪，所以不能多吃，最好每天不超过50颗，否则就有可能出现上火、便秘等症状。

4. 洋蓟，天赐的珍贵养肝蔬菜

洋蓟这种蔬菜，可能很多人并不了解，但在欧洲，它可是被誉为"蔬菜之王"。这种又名法国百合、朝鲜蓟的植物，原产于地中海地区，现在在欧洲、南美洲、北美洲、非洲及亚洲部分地区都有种植。我之所以特意要提到它，是因为它在养护肝脏方面的功效非常突出。

洋蓟的营养很丰富，在每100克可食部位中，含水80.5克、脂肪0.2克、蛋白质2.8克、糖类9.9克、维生素A160毫克、维生素C8毫克、钙51毫克、磷69毫克、铁1.5毫克，还含有对人类有益的菜蓟素、天门冬酰胺、黄酮类化合物等营养物质。

在洋蓟的所有成分中，以洋蓟酸最令人熟知，经由科学研究与临床实验证明，洋蓟酸能够提高肝脏的活力，促进肝脏中的毒素排出，促进肝脏细胞的再生，增进胆汁的分泌和脂肪的消化，而且，洋蓟含的其他成分，比如类黄酮和苦味素，都有辅助洋蓟酸保护肝脏和促进肝脏排毒的功能。到目前为止，并没有发现任何的不良反应。

对于经常饮酒还想要呵护肝脏的朋友，洋蓟是你们非常好的选择。它的食用方法也有很多，洋蓟较小的花头通常最嫩，可以做成沙拉、开胃菜或罐头；可以新鲜生吃；可以单独或者和肉类一起清炒，味道鲜嫩爽口；可以作为汤料配以家禽肉类炖、煲；可以作为蔬菜在火锅中涮烫。

洋蓟花球除了花蕾内的花苞可以直接生、熟食用外，花蕾外包的花瓣也可充分加以利用，剥下的外围花瓣可以晒干直接泡酒服用，或者制成蓟茶泡水喝，别有一番风味。这里给大家介绍一道食谱：

🍲 【白煮洋蓟】

材料：洋蓟2只，柠檬1只，海盐1匙。

做法：把洋蓟外边的一些老叶片掰掉，用剪刀把叶片上的尖刺剪掉。将洋蓟一切两半，立刻用切开的柠檬擦拭，防止氧化变色。在锅中放水，放入柠檬片，加入洋蓟，水要能够没过洋蓟。加入盐，盖上锅盖煮，时间要根据洋蓟的个头而定，个头小的煮20分钟即可，个头大的需要煮30分钟以上。煮熟以后，可以蘸着黄油、鲜奶酪、沙拉酱、黑胡椒汁吃，随你个人喜好。

营养师提醒：洋蓟煮好的标准是每个花瓣都可以轻松

脱落。

5. 发酵类豆制品，预防大脑老化

豆腐、腐竹这些豆制品我们都很熟悉，但是，它们都属于非发酵豆制品。还有一些发酵豆制品，比如豆豉、豆腐乳、豆酱、酱油，以及我们不太熟悉的天贝、味噌等。

天贝是印尼的一种传统发酵食品，又叫作"印尼发酵黄豆饼"，如今在马来西亚、日本、欧美的餐桌上都能见到它的踪影。它是素食者最好的蛋白质来源，往往作为鱼肉的替代品。

味噌也叫面豉酱，和豆瓣酱、黄豆酱、豆豉等很相似，是日本最受欢迎的调味料。它既可以作为日常烹饪的调料，做成火锅汤底，还可以直接做成汤品。

但是，我们中国人的餐桌上，豆制品基本都还是非发酵型的，发酵类豆制品一般都作为调料。大家不知道的是，发酵类豆制品的营养价值是非常高的。之所以应该重视发酵类豆制品，主要是因为大豆本身就营养价值丰富，发酵以后还产生了一些大豆原来没有的营养成分，以及一些具有生理活性的物质，比如维生素B_{12}、蛋白酶、纤维酶、植酸酶等，这使得它们不仅高蛋白，而且易吸收。假如我们把大豆煮熟吃，那么蛋白质消化率在65.3%左右，因为大豆的细胞壁中含有大量的纤维，不易被人体消化。但是在发酵中，膳食纤维在膳食纤维酶的作用下，水解成了易于被机体吸收的低聚膳食纤维和葡萄糖，蛋白质的消化率也提高到了94%。

尤其重要的是，发酵豆制品在微生物的作用下，B族维生素含量明显增加，如维生素B_1、维生素B_2、维生素B_6、维生素B_{12}、烟酸、叶酸等，其中维生素B_{12}的增长尤为引人注目。维生素B_{12}能够预防大脑老化和阿尔茨海默病，人体若是缺少了维生素B_{12}，会加速大脑老化。所以，我们要经常吃一些经过发酵的豆制品，比如酱豆腐、豆腐乳、天贝、味噌等。这里给大家介绍两道食谱：

【味噌汤】

材料：味噌1匙，豆腐2块，紫菜适量。

做法：豆腐切成小块，紫菜清洗干净。味噌用温水稀释一下，倒进小奶锅，加入紫菜，煮3分钟至紫菜熟。再加入豆腐搅拌，然后小火继续煮2分钟，开锅即可。

营养师提醒：味噌味道有甜有咸，颜色有红、黑、白，这里更推荐大家用红的。

【香菇天贝酱】

材料：天贝15克，香菇2朵，西芹1根，花椒粉、生抽、精盐各适量。

做法：天贝解冻后切成小丁，西芹摘去叶子，和香菇都切小丁。锅中加油，烧热后放入西芹略翻炒，再放入香菇，等到体积缩小后放入天贝丁翻炒，等天贝的颜色变金黄，放入生抽、精盐和花椒粉，翻炒均匀即可。

营养师提醒：天贝是鱼肉的最佳替代品，如果你吃素，那么天贝是良好的蛋白质来源。

6. 释迦果，既健脑又强身

可能很多人都不熟悉这种水果，因为释迦果外观看起来像"荔枝"，又是从"番邦"引进的，所以被称为"番荔枝"。同时也因为外观奇特，外表有很多小指状的瘤状凸起，就像佛头一样，而有了"佛头果"和"释迦果"的称号。

释迦果果肉肥厚、口感脆甜、味道独特，是水果中的珍品，属于上等的滋补品。它原产于南美洲，后来被荷兰人引入了我国的台湾地区，深受台湾人民的喜爱，近几年才引入内地销售，所以很多人对释迦果还很陌生。第一次见到释迦果的朋友，太多会对它丑陋的外表敬而远之，它很丑，可是它很好吃。在释迦果丑陋的外壳下，包含着柔软嫩滑的果肉，就像乳酪蛋糕一样，香甜可口。

释迦果营养丰富，每100克果肉中含有水分8.36克、脂肪0.25克、蛋白质1.65克、碳水化合物23.9克、钙0.2克、磷0.04克、铁1.0克、有机酸0.42克、维生素C265毫克。

在国外，释迦果常常用来治疗脑萎缩，因为它有激活脑细胞的功效，对于病症的减轻有明显的辅助食疗作用。

同时，它还是最佳的抗氧化水果。美国专家从1970年开始，就针对释迦果进行了20多项研究。研究结果表明，释迦果的萃取物可有效对抗12类癌症的恶性细胞，比如结肠癌、乳腺癌、前列腺癌、肺癌和胰腺癌等。这种极佳的抗氧化功能，让释迦果能够有效延缓衰老。

由于释迦果中含有多种矿物质元素，钾、钠、钙、镁、铁、锌的含量都很高，并且钾、钠、钙、镁保持合理比例，因此，释迦果除了能够激活脑细胞以外，还可以促进肌肉收缩、维持神经肌肉应激性、增强肌肉的反应能力。

释迦果是一种能让人身体和头脑都保持更年轻状态的水果，营养价值极高。释迦果虽然营养丰富，但却是一种非常"娇气"的水果，它的食用和保存都是非常讲究的。如果您打算生吃的话，就一定要等到释迦果熟软之后再食用。如果买回家之后还是生硬的，可以用报纸包裹住，喷上一些水，放上两三天，基本就可以食用了。当然，如果您已经忍不住想要快些一尝美味，可以把释迦果埋到大米当中，可以加速释迦果的成熟。吃释迦果其实就像是吃西瓜一样，只要把它纵向剖开，然后切片，就可以食用了。当然，释迦果的果核是不能食用的。释迦果虽然糖含量不低，但都是一些"好糖"，对我们人体血糖的影响很小，所以糖尿病患者不需要忌食，只要不多吃就行了。

释迦果除了吃法有讲究之外，保存也十分讲究。释迦果的最佳保存温度是在25℃左右，最好放在通风、阴凉的地方。成熟后的释迦果可以放在冰箱中，而且可以放置比较久的时间。冷藏之后的成熟释迦果口感会更加独特，吃起来就像冰淇淋一样，清凉香甜。但是，没有成熟的释迦果却千万不能放在冰箱中，而且也不能密封放置，否则果实就很难再成熟了。在冬天购买和保存释迦果的时候就更应注意，要放在温暖的地方催熟，以免将美味的释迦果变成"哑果"。

7. 莲子，心和肉都能保护心脏和血管

古人曾说吃莲子能返老还童、长生不老，这虽然是一种夸张的说法，但也表明了他们对莲子的药效有多么推崇。

现代药理研究证实，莲子的确有镇静、强心、抗衰老等作用。莲子除了含有大量淀粉，还含有 β -谷甾醇、生物碱、丰富的矿物质和维生素。每100克莲子含钙89毫克，含磷量可达285毫克，钾元素虽然不足2.1毫克，但在所有动植物食品中却位居榜首。

大家都知道，莲子中央绿色的莲子心，有良好的去火功效，但其实它降压的功效也不差。因为莲子心含有莲心碱、异莲心碱等多种生物碱，虽然味道极苦，但是却有清热泻火的功能和显著的强心作用。因为莲心碱有降压和抗心律失常等作用，还可以阻断肾上腺 α -受体和抑制细胞内钙释放，所以，它可以帮我们预防心律失常、扩张外周血管、预防高血压。

而且，除了莲子心以外，莲子也有同样的效果，但是它们发挥效用的机制不一样。莲子是由于里面所含的非结晶形生物碱N-9，生物碱N-9可以扩张周围血管，避免出现高血压。因此，大家如果能接受莲子心的苦味，可以用开水冲泡以后当茶喝。如果接受不了那种苦味，也可以吃莲子。

除了在莲子成熟的季节吃新鲜的以外，还可以做成冰糖莲子、蜜饯莲子，煮粥成羹，做成糕点、汤等，都是美味的健康食物。这里给大家介绍两道食谱：

【红枣莲子羹】

材料：红枣50克，莲子100克，冰糖适量。

做法：红枣洗净，浸泡水中。莲子浸泡后去皮，去掉莲心。锅中加水，先煮莲子，待莲子稍稍开花，加上红枣一起煮至熟烂，根据个人口味加入冰糖即可。

营养师提醒：莲子皮非常薄，所以剥起来比较费劲，可以倒进开水中，倒入适量老碱均匀搅拌，闷上片刻，再用力揉搓，就可以很容易去除莲子皮了。

【桂花莲子羹】

材料：莲子60克，桂花2克，白糖适量。

做法：莲子用开水浸泡，1小时后剥衣去心。将莲子肉倒入锅内，加清水适量，小火慢炖约2小时，至莲子酥烂，汤稠成羹，加白糖、桂花，再炖5分钟，关火即可。

营养师提醒：此羹可以暖胃、止痛，大家不妨当作早餐或点心食用。

8. 火龙果，帮助肝肾排毒

火龙果因为外表的肉质鳞片像蛟龙的外麟，所以得到了"火龙果"这个霸气的名字。虽然火龙果的价格比其他水果稍微贵了一些，但是它仍然凭借着自己美丽的外表和丰富的营养，成为水果中的佼佼者。火龙果具有低脂肪、高纤维、低热量的特点，随着人们对它的认识越来越深入，火龙果的地位也越来越高。在营养学上，火龙果被称为是"一高两低"的保健食品，具有高维生素、低糖、低脂肪的特点。

与其他植物性食物不同，火龙果含有一般蔬果中较少有的植物性白蛋白，这种白蛋白具有黏性和胶质性。在人体中有重金属离子的时候，白蛋白会自动和重金属离子结合，由排泄系统排出体外，起到解毒的作用。经常吃白蛋白含量丰富的火龙果，能够帮助肝脏、肾脏排毒，避免我们体内由于重金属积累而中毒。不仅如此，白蛋白对胃襞还有一定的保护作用。

除了丰富的白蛋白，火龙果中还有一种特殊的成分——花青素。花青素在葡萄皮和红甜菜等果蔬中都有一定的含量，但是都比不过火龙果，尤其是果肉为红色的火龙果，花青素含量最高。花青素具有抗氧化、抗自由基和抗衰老的作用，它的抗氧化能力比维生素C和维生素E都高，而且还能提高对脑细胞变性的预防，延缓阿尔茨海默病的发作。此外，火龙果中能减少皱纹产生的维生素E和具有美白效果的维生素C含量都很高，具有很好的美容效果，很受女孩子欢迎。

看似完美的火龙果也不是无懈可击，它的缺点只有一个——它毫无风味可言，既不含有机酸，也不含酯类芳香因子，因此，它算不上多好吃，一些人可能不喜欢它的味道。如果实在不喜欢，大家可以考虑加一点蜂蜜来改善口感，但火龙果不适合和牛奶一起吃。

在挑选火龙果的时候，表面红色的地方越红越好，绿色的部分也是越绿越新鲜。若是绿色部分变得枯黄，就表示已经不新鲜了。

9. 牛油果，美容护肤、改善肤质

牛油果又名鳄梨，是一种营养价值很高的水果，含多种维生素、丰富的脂肪酸和蛋白质，钠、钾、镁、钙等矿物质的含量也很高，营养价值与奶油相当，有"森林奶油"的美誉。

牛油果虽然其貌不扬，甚至有点丑，表皮凹凸不平，但它对人的皮肤却有很好的养护作用，治疗牛皮癣也有很好的疗效。因为牛油果含有丰富的甘油酸、蛋白质及维生素，润而不腻，是天然的抗衰老剂。牛油果果肉与人体皮肤亲和性好，极易被皮肤吸收，它不但能软化和滋润皮肤，还能收细毛孔，皮肤表面可以形成乳状隔离层，能够有效抵御阳光照射，防止晒黑晒伤。

牛油果含有丰富的维生素E、镁、亚油酸和必需的脂肪酸，有助于强韧细胞膜，延缓表皮细胞衰老的速度。因此，对女性来说，牛油果具有良好的护肤、防晒作用，还可以很好地改善肤质。除了食用，牛油果也是高级护肤品及SPA的原料之一。

有人认为牛油果含很多脂肪，所以害怕会长胖。的确，牛油果富含脂肪，但全是有益的单不饱和脂肪，能减少低密度脂蛋白胆固醇，降低患心脏病的风险。只要不过量食用，大家就不用担心长胖。

吃牛油果的时候，可以生吃，入口绵软，吞咽后有浓郁香气，也可以将果肉涂抹在面包上，或直接在果肉上涂抹蛋黄酱食用，还可以和其他食材一起烹饪。这里给大家介绍一道简单的食谱：

【牛油果拌饭】

材料：牛油果1个，大米100克，生抽、醋各适量。

做法：大米洗净，入锅煮熟，盛出。将牛油果切粒，加适量醋、生抽，拌匀即可。

营养师提醒：牛油果放至软糯时比较可口，而且牛油果必须新鲜切开新鲜吃，否则会很快氧化变黄，即使加了柠檬汁也没用。

第十章
提高筋骨强健度的饮食方案

孩童的时候，我们需要补足营养，确保筋骨生长发育好；青壮年的时候，不管体力劳动还是脑力劳动，我们都需要用充足的营养确保筋骨强健，为工作提供源源不竭的动力；步入老年，我们同样需要强壮的筋骨，一方面可以增强体力，另一方面还能强健体质、抵御疾病，让我们拥有更好的生活质量。

1. 鳕鱼，老少皆宜的餐桌营养师

整体来说，海鱼都是低脂肪、高蛋白的食品，对于强身健体都是较好的选择。由于鳕鱼只有一根大刺，吃的时候比较好处理，老年人、孩子吃起来更安全，因此着重给大家推荐。

当然，鳕鱼的优点肯定不仅是刺少，更因为它肉味甘美、营养丰富。鳕鱼肉中的蛋白质含量比三文鱼、鲳鱼、鲥鱼、带鱼都高，而脂肪含量则和鲨鱼一样只有0.5%，是三文鱼脂肪含量的1/17、带鱼的1/7。为此，北欧人将鳕鱼叫作"餐桌上的营养师"。

由于鳕鱼肝大且含油量高，富含维生素A和维生素D，是提取鱼肝油很好的原料。除了富含普通鱼油含有的DHA、DPA外，鳕鱼还含有人体必需的维生素A、维生素D、维生素E和其他多种维生素。鳕鱼肝油中这些营养成分的比例，跟人体的需求特别吻合。

除此之外，鳕鱼还含有不饱和脂肪酸和钙、磷、镁、铁等，不仅可以促进大脑发育、增强记忆力，还可以防治高血压、心脑血管等疾病。鳕鱼非常容易被人体消化吸收，所以是老少皆宜的营养食品。这里给大家介绍两道食谱：

【清蒸鳕鱼】

材料： 鳕鱼200克，大葱、生姜、白胡椒粉、蒸鱼豉油、料酒、花椒、香油各适量。

做法： 把处理好的鳕鱼用白胡椒粉、蒸鱼豉油、料酒（白葡萄酒最好）放盘中腌15分钟。葱、姜切丝。蒸锅烧开，倒掉刚才腌鱼的汁水，重新倒入蒸鱼豉油，把姜、葱丝摆在鱼上，盘子放入蒸锅，用大火蒸5分钟即可。蒸鱼的时候，另起一只锅，倒香油，放入花椒炒到黑色。鱼蒸熟后，在鱼上放新鲜的姜丝，趁着油热把热的花椒油浇到鱼和姜丝上即可。

营养师提醒： 炖、炒鳕鱼难度较大，鱼肉容易做散、做烂，所以推荐清蒸。

【香炸鳕鱼排】

材料： 鳕鱼200克，面粉、面包糠、鸡蛋液、精盐、味精、鸡精、料酒各适量。

做法： 鳕鱼处理好以后切成厚片，用精盐、味精、鸡精、料酒腌制10分钟，然后拍上面粉，抹上蛋液，再拍上面包糠。锅里放油，烧至四成熟，加入拍好面包糠的鱼片，炸至金黄色捞出，切成条摆在盘中，食用时蘸酱即可。

营养师提醒：食用的时候，可以蘸番茄酱，也可以蘸黑椒汁等，大家根据自己口味决定。

2. 牛奶，对体质体能大有裨益

被誉为"白色血液"的牛奶，营养价值可想而知。身为著名的高钙食物，牛奶强健筋骨的作用是不言而喻的。

在营养学看来，牛奶的营养非常丰富，至少有100多种，它所含的优质蛋白质包含了所有的必需氨基酸，是全蛋白。牛奶中的钙、磷、铁、锌、铜、锰、钼等矿物质也非常丰富。它含有丰富的活性钙，居众多食物之首，是人类最好的钙源之一，而且钙、磷比例非常适当。牛奶中的乳糖又能促进人体肠壁对钙的吸收，非常利于补钙，从而调节体内钙的代谢、维持血清钙浓度、增进骨骼的钙化，对于强壮筋骨非常有好处。

牛奶中的酪氨酸能促进血清素大量增长；铁、铜和卵磷脂，能大大提高大脑的工作效率；镁能使心脏耐疲劳；锌能使伤口更快愈合；维生素A能提高视力；维生素B_2可以促进皮肤的新陈代谢，是非常理想的饮品。尤其是对于少年儿童、孕妇、老年人等人群，牛奶对他们的智力发育、体质、体能都大有裨益。

因此，对于男女老少来说，牛奶和酸奶都是非常理想的饮品。只是，中国人中相当一部分是乳糖不耐者，他们体内严重缺乏乳糖酶，喝了牛奶以后，乳糖无法转化为半乳糖和葡萄糖供小肠吸收利用，而是直接进入大肠，让肠腔渗透压升高，使大肠黏膜吸入大量水分。乳糖在肠内经细菌发酵可以产生乳酸，刺激大肠，出现腹胀、腹痛、排气和腹泻等症状。

　　对于这个问题，其实只要控制每天牛奶的摄入量就可以。一般来说，200毫升之内的分量，乳糖不耐者也没有问题。只有极个别人完全不能喝牛奶，这一点大家不用太担心。

　　牛奶可以直接喝，也可以和其他食材一起加工。需要注意的是，牛奶中不宜添加果汁等酸性饮料，不适合和巧克力一起食用，也不能用牛奶代替白开水服药。牛奶既不适合长时间高温蒸煮，也不能喝冷牛奶。这里给大家介绍两道食谱：

【牛奶粥】

材料：鲜牛奶250毫升，大米60克，白糖适量。

做法：锅中加水，先将大米煮成八成熟，倒掉米汤。加入牛奶，小火煮成粥，加入白糖搅拌，充分溶解即可。

营养师提醒：此粥适合身体虚弱、贫血、年老体弱、营养不良人群食用，需注意牛奶不适合煮太久。

【牛奶红茶】

材料：牛奶250毫升，红茶3克，白糖或精盐适量。

做法：用开水浸泡茶叶，把红茶泡好。用奶锅把牛奶煮开，马上关火。把红茶倒入牛奶中，根据自己的口味加白糖或加精盐即可。

　　营养师提醒：牛奶和茶叶的营养相互补充，香味融合后口感很好，不喜欢喝牛奶的人可以试试。

3.鸡蛋，用最优良的蛋白质助力健康

　　小时候特别讨厌吃白水煮蛋的我，现在自己主动吃了，因为我知道鸡蛋的某些营养价值是其他食物不能替代的。蛋白质含量丰富的食物有很多，但不是所有蛋白质的氨基酸比例，都像鸡蛋那样适合人体生理需要、易为人体吸收的。我们甚至可以说，它是人类最优良的蛋白质来源。

　　因为鸡蛋几乎含有人体需要的所有营养物质，所以被人们称作"理想的营养库"，营养学中称它为"完全蛋白质模式"。不管是老年人还是孩子，不管是延年益寿还是身体发育，鸡蛋都能给大家提供需要的营养，既健脑益智，又强身健体。

　　鸡蛋的蛋黄中含有丰富的卵磷脂、固醇类，以及钙、磷、铁、锌、维生素A、维生素D、维生素E及B族维生素，这些成分对增进神经系统的功能大有裨益，所以鸡蛋是较好的健脑食品。这些营养都是人体必不可少的，它们在人体中起着极其重要的作用，比如修复人体组织、形成新的组织、消耗能量和参与复杂的新陈代谢过程等。

　　虽然鸡蛋的吃法有很多，但是就营养的吸收和消化率来看，煮蛋是99%、炒蛋是97%、嫩炸是98%、老炸是81.1%、用开水或牛奶冲蛋是92.5%、生吃是30%～50%，所以不推荐大家生吃鸡蛋。其他方法中，水煮蛋是最佳吃法，大家可以自由选择。这里为大家推荐两道食谱：

【醋蛋液】

材料：新鲜鸡蛋1个，原香醋200~240毫升。

做法：将鸡蛋洗净后放入广口玻璃瓶或容器中，倒入原香醋之后密封。静置48小时后，待蛋壳软化、仅剩薄蛋皮包着胀大了的鸡蛋时启封。用筷子将蛋皮挑破，将蛋清、蛋黄与原香醋搅匀，再放置24小时后即可。

营养师提醒：此法可以提高免疫力，而且特别补钙，但儿童和胃病患者慎用。

【鸡蛋羹】

材料：鸡蛋1个，精盐、蚝油各适量。

做法：把鸡蛋磕入碗中打散，加入少量精盐调匀。在少量温水中加点蚝油，调匀后倒入蛋液里搅匀。蒸锅中放水，烧开后，放入盛放蛋液的碗，用小火隔水蒸10~15分钟即可。

营养师提醒：第二步加水一定不能是热水，否则一冲进去就成蛋花了。大家可以根据个人爱好加葱花、肉末等，也可以加糖蒸成甜的。

4.豆类及其制品，强健骨骼、增强骨密度

联合国粮食与农业组织将2016年定为国际豆类年，希望能够引起人们对豆类及豆制品的重视，因为它们的营养非常丰富，不仅蛋白质的含量

高，而且质量好，是最好的植物蛋白。豆类及其制品的B族维生素含量比谷类含量还高，还含有少量的胡萝卜素，富含钙、磷、铁、钾、镁等无机盐，是膳食中难得的高钾、高镁、低钠食品，可以给我们全方位的营养。

我国传统养生理念中早就有"五谷宜为养，失豆则不良""每天吃豆三钱，何须服药连年"的说法，可见对它的食用价值有多么肯定。

不过，不同豆类的营养功效也有差异，黄豆的脂肪含量高，可以润肤；蚕豆、赤豆、绿豆、豌豆含糖量较高；红豆补心脏；黑豆铁元素含量比一般豆类都高。把几种豆子搭配起来吃，对身体强健大有好处。

大家既可以直接吃豆子，也可以多吃豆制品。不必担心加工过程中的营养损失，豆腐、干豆腐、豆腐皮、豆浆等豆制品，不仅吃起来更方便，而且钙的含量明显增加。比如100克豆腐含钙164毫克，100克豆腐干含钙308毫克，100克豆腐丝含钙204毫克，含钙量都相当高。钙是可以助长骨骼的矿物质。大家知道，豆类及豆制品还含有丰富的异黄酮，而植物中的异黄酮会增强骨骼密度，所以对于强健骨骼大有好处。

因此，大家可以考虑在日常生活中，用豆类食品代替一定量的肉类等动物性食品，可以很好地解决营养不良和营养过剩的两难问题。这里我给大家推荐两道食谱：

【黄豆炖猪蹄】

材料：猪蹄2只，黄豆100克，生姜、大葱、小葱、鸡精、料酒、精盐各适量。

做法：把买回来的猪蹄清洗干净，黄豆提前用冷水泡一夜，生姜切片，大葱切段，小葱切末。冷水锅烧开，放入猪蹄汆一下，捞出冲洗干净。汤锅内加足量冷水，放入洗净的猪蹄，加入葱段和姜片，大火烧开，撇净浮沫加入料酒去腥，烧开后放入黄豆，转小火炖2小时，捞出葱段，加精盐调味，撒上小葱末即可。

营养师提醒：黄豆钙含量丰富，猪蹄中含有丰富的胶原蛋白，更有利于黄豆中钙的吸收。此汤还有很好的养颜美容效果。

【香菇豆腐汤】

材料：鲜香菇200克，豆腐500克，小葱、生姜、精盐、鸡精、胡椒粉、水淀粉各适量。

做法：鲜香菇洗净切成薄片，豆腐切成小块，生姜切片，香葱切末。锅内加水，将豆腐块放入，加入鲜香菇和姜丝烧开，转中小火烧至入味，加入精盐、鸡粉、胡椒粉，用少许水淀粉勾薄芡，撒入香葱末即可。

营养师提醒：肾病综合征患者每天蛋白质的摄入量有要求，所以食用量建议遵医嘱。

5. 小白菜，矿物质丰富、强身健体

很多人可能并不知道，貌不惊人的小白菜是蔬菜中含矿物质和维生素最丰富的菜，它含有蛋白质、脂肪、粗纤维、碳水化合物、酸性果胶、矿物质及多种维生素。和大白菜相比，小白菜的含钙量是它的2倍，维生素C含量大约有3倍，胡萝卜素含量则高达74倍。

小白菜含钙、磷，能够促进骨骼发育，加速人体新陈代谢，增强机体造血功能。而它富含的维生素B_1、维生素B_6、泛酸等，能缓解精神紧张，有助于保持心态平静。小白菜中丰富的维生素和矿物质，为保证身体的生理需要提供了物质条件，有助于强身健体，增强机体免疫能力。

作为绿叶蔬菜的一种，小白菜的食用方法跟其他蔬菜一样，可以清炒，或是与香菇、蘑菇、笋、肉类一起炒，也可以做成汤。这里给大家介绍两道菜谱：

【小白菜炒肉】

材料： 小白菜250克，五花肉40克，八角1个，大葱、生姜、酱油、味精、精盐各适量。

做法： 将小白菜洗净切段，五花肉切成粗条，大葱切末，生姜切丝。锅内水烧开，放小白菜焯水后，沥干水备用。锅中加油，烧热后放八角，再放入五花肉煸炒至变色，放入葱花、姜丝爆香，淋入酱油上色后，倒入小白菜翻炒至熟，加精盐、味精调味即可。

营养师提醒： 小白菜和猪肉是黄金搭配，有助于强身健体，促进成长发育。

【小白菜豆腐汤】

材料： 小白菜100克，嫩豆腐250克，鲜虾仁3只，虾皮、大蒜、生姜、精盐、味精、麻油各适量。

做法： 小白菜洗净，略焯一下水，挤干水，切段备用。豆腐切块儿备用，大蒜切片，生姜切末。锅中加油烧热，炒香姜末、蒜片，放入虾皮翻炒，然后放入豆腐，加水煮开后，放入小白菜段和鲜虾仁，盖上锅盖，再煮开后，待虾仁熟透，加精盐调味即可。

营养师提醒：用小白菜制作菜肴，炒、熬时间都不宜过长，以免损失营养。

6.卷心菜，益心力、利关节、壮筋骨

世界卫生组织在第113届会议上，向人们推荐了一些食物，其中，"最佳蔬菜"的第一名是红薯，第二名是芦笋，第三名是卷心菜。

卷心菜的营养非常丰富，它含有丰富的维生素C、维生素B_1、维生素E、β-胡萝卜素、叶酸和钾等，总的维生素含量比番茄多出3倍，所以日本科学家认为，卷心菜的防衰老、抗氧化效果与芦笋、菜花一样，都非常高。

传统医学一直认为卷心菜能益心力、壮筋骨，从营养学角度来看，是因为卷心菜含有丰富的维生素A、钙和磷，能促进骨质的发育，防止骨质疏松症，非常有利于儿童生长发育和老年人骨骼保健。而且，卷心菜还含有一种特殊的成分——维生素U，它能促进胃十二指肠溃疡愈合，合成修复受伤肠胃黏膜的蛋白质，对肠胃健康和营养的消化吸收大有好处。

卷心菜90%以上的成分都是水，热量低，所以大家也不用担心吃多了会发胖。这里给大家介绍两道食谱：

【卷心菜汁】

材料：新鲜卷心菜500克。

做法：剥掉外皮，留下卷心菜的内2/3部分。把菜洗净后，切成大块，然后与150～200毫升水一起放入榨汁机中榨汁，或者绞碎过滤后饮用即可。

营养师提醒：胃不好的人可以经常饭前喝点，既能摄取营养，也能很好地保护胃黏膜。

【卷心菜炒番茄】

材料：卷心菜250克，番茄200克，大葱、酱油、精盐、味精各适量。

做法：先将番茄用开水稍烫，去皮切块。卷心菜洗净切片，大葱切末。油锅烧熟后，放葱末煸香，加卷心菜炒至七成熟，放入番茄，略炒后加入精盐、酱油烧至入味，加入味精拌匀即可。

营养师提醒：这道菜肴有利于防病抗病，健壮身体。需要注意卷心菜要尽量是新鲜的，以免放置太久营养被破坏。

7. 榛子，增强体质、强健骨骼韧带

有着"坚果之王"美誉的榛子，虽然不像核桃那样亲民，但也稳稳占据"四大坚果"中的一个位置，这个地位与其丰富的营养价值是密不可分

的。和其他坚果相比较，榛子的营养有许多突出的优点。

每100克榛子果仁含蛋白质16.2～18克，脂肪50.6～77克，碳水化合物16.5克。除了含有蛋白质、脂肪、糖类之外，榛子的胡萝卜素、维生素B_1、维生素B_2、维生素E含量也非常丰富。榛子中的蛋白质包含人体必需的8种氨基酸，而且含量远远高过核桃。榛子中各种微量元素如钙、磷、铁含量也高于其他坚果，食用价值非常高。

榛子的含磷量是所有坚果类之首，而磷是构成人体骨骼、牙齿的主要成分；榛子中钾、铁、钙、锰含量也名列前茅，对于增强体质、抵抗疲劳、防止衰老都非常有益，而锰元素对骨骼、皮肤、肌腱、韧带等组织都有补益强健作用。

此外，榛子还含有丰富的维生素A、维生素B_1、维生素B_2及烟酸。维生素A被称为视黄醇，有利于维持正常视力和上皮组织细胞的正常生长和神经系统的健康。而且榛子富含单不饱和脂肪酸和多不饱和脂肪酸，能够帮助提高记忆力、判断力，改善视神经疲劳，脑力劳动者和电脑一族可以适当吃点榛子，但每天不适合超过30颗。

【榛子羹】

材料：榛子仁15克，藕粉30～50克，白糖适量。

做法：先将榛子炒黄，不可以炒焦，研成细末。把榛子末和藕粉搅拌均匀，冲入开水，加白糖调匀即可。

营养师提醒：此羹一般作早餐或点心食用，可以用于病后体虚、食少、易于疲倦者。但榛子油脂丰富，胆功能严重不良者慎食。

【榛子杞子粥】

材料：榛子仁30克，枸杞子15克，粳米50克。

做法：将榛子仁捣碎，然后与枸杞子一同加水煎汁，去渣。把榛子仁枸杞水与粳米一同用小火熬成粥即可。

营养师提醒：此粥可以明目、丰肌，适用于身体虚弱、眼睛疲劳等症状。

8. 蓝莓，让骨骼更强壮健康

蓝莓这种起源于北美的水果，不像苹果、香蕉这些水果一样为人们熟知，但是它的营养价值非常高，因此又被称为"水果皇后"和"浆果之王"。

蓝莓果肉中的蛋白质、膳食纤维、脂肪、维生素，以及钙、铁、磷、钾、锌等矿物质含量都很丰富。蓝莓中含有的抗氧化剂远远多于其他新鲜蔬菜水果，抗氧化剂可中和体内自由基，增强免疫系统。

蓝莓含有独特的花青苷色素，可以活化视网膜功效，强化视力，防止眼球疲劳。而且蓝莓还含有极为丰富的黄酮类和多糖类化合物，可以缓解老年性记忆衰退。

更值得一提的是，蓝莓中富含微量元素锰，对骨骼发育大有裨益。动物试验发现，与没有喂食蓝莓的实验鼠相比，喂食含10%蓝莓冻干粉的实验鼠的骨质密度明显更大。因此，儿童适当吃些蓝莓，骨质密度可能会更高；而成人吃蓝莓，也可以让骨骼更强壮更健康。

吃些新鲜的蓝莓或者把蓝莓干当零食，是强壮筋骨的好选择，我们还可以把它做成甜品：

【蓝莓酱】

材料： 蓝莓500克，白糖80克，半个柠檬。

做法： 蓝莓洗干净后放入白糖，柠檬切开取柠檬汁，和蓝莓拌匀后稍微腌上一会儿。把蓝莓放入搅拌机搅碎，也可以用勺子碾碎。把蓝莓糊倒入锅中，小火不停搅拌直到黏稠，待凉装入玻璃瓶中即可。

营养师提醒： 白糖的用量并不固定，可以适当根据自己的口感调整。

【蓝莓山药】

材料： 山药1根，蓝莓酱100克。

做法： 山药洗净去皮，放入盘中。锅中加水，放在蒸架上，大火烧开后蒸20～30分钟，蒸至山药变软。关火后，将蒸好的山药拿出，稍微冷却一下，用勺子将山药压成细腻的泥状，然后用模具或者裱花袋或者双手，将山药泥做成合适的形状，浇上蓝莓酱即可。

营养师提醒： 看山药有没有煮熟，可以用筷子戳一下试试，如果能轻松戳透，就熟了。

9.枣，增强肌力、强壮筋骨

枣的营养价值是百果之冠，有"百果王"之称，营养价值不言而喻。就强壮筋骨来说，枣中富含钙和铁，对防治骨质疏松症和贫血有重要作用，所以对于中老年人、正在生长发育高峰的青少年和女性来说，枣是十分理想的食疗佳品。

对于青壮年人来说，枣也能帮我们增强肌力、增加体重。动物实验发现，给小鼠每天灌服枣煎剂，3周时间后，体重的增加跟对照组相比，有明显升高。而且在游泳试验中，服用枣煎剂的小鼠游泳时间较对照组明显延长，这说明枣有增强肌力和增加体重的作用。

这是因为枣富含环磷酸腺苷，是一种人体能量代谢的必需物质，参与人体内多种生理活动，可以调节免疫系统、增强肌力、消除疲劳、扩张血管、增加心肌收缩力、改善心肌营养，对防治心血管疾病也有良好的作用。

虽然所有枣都有丰富的营养价值，但是鲜枣的营养价值要比干枣好很多，有"活维生素丸"的美誉。如果可能的话，大家要尽量吃新鲜的枣子。只不过，新鲜枣子是季节性食品，食用周期比较短，而冬枣相对来说保鲜期比较长，所以推荐大家在不应季的时候也可以食用。

需要注意的是，生吃时，枣皮不好消化也不易排出，所以可以把枣皮吐掉。而且过多食用会引起胃酸过多和腹胀，再加上含糖量较高，对大便秘结、内热很强的人不宜食用，大家吃枣的时候还是要酌情选择。

对于肠胃不好的人来说，吃生枣可能会分泌过多胃酸，导致胃痛。

我建议他们可以吃熟枣，虽然会导致维生素C等不耐热的维生素流失，但铁、钾等矿物质仍然会被保留。下面为肠胃功能不好的人群推荐两个熟吃红枣的食谱：

【红枣蜂蜜茶】

材料：去核红枣150克，冰糖50克，蜂蜜250毫升。

做法：锅中加水烧开，放入红枣煮熟后，收干水，捣成枣泥。在枣泥中加入蜂蜜拌匀，盛在干净的玻璃瓶中，饮用时取1茶匙，加入温开水即可。

营养师提醒：泡蜂蜜一定要用温开水，水温不能过热。而且从玻璃瓶中取用的时候，要确保茶匙无水、无油、无渍。

【山楂红枣莲子粥】

材料：山楂肉、粳米各50克，红枣、莲子各30克。

做法：把所有材料洗干净，浸泡2小时。将山楂肉、红枣、莲子放入砂锅内，加入冷水，大火煮开后转小火，煮至莲子熟烂后，放入洗净的粳米，等到粳米熟烂后即可。

营养师提醒：食用时可以去掉枣皮，因为枣皮不好消化。

第十一章
提高身体免疫力的饮食方案

根据免疫学理论，人体99％的疾病都与其体内免疫功能有关，也就是说，疾病是人体免疫功能下降的必然结果。然而，即便是有了疾病，免疫力也同样在发挥功效。患上感冒或出现小伤口时，不用打针、吃药也能痊愈，这就与免疫系统的修复功能有关。也就是说，假如我们能够拥有强大的免疫力，就不必过于担心疾病的威胁。

1. 蘑菇，提高非特异性免疫力

蘑菇家族非常庞大，不管是香菇、平菇、金针菇，还是杏鲍菇，都属于蘑菇，都是食用菌。听起来高大上的天麻、灵芝、茯苓等，也属于食用菌。大家会不会一下子对食用菌刮目相看？

其实，从营养学的角度来说，食用菌的功效并没有那么神奇，灵芝也没有让人起死回生的能力。只不过，不同种类的食用菌里，或多或少都含有丰富的多糖类物质，这些多糖类物质已经在循证医学中被证明具有生成干扰素、阻碍病毒的作用，能提高人体免疫力。在生物实验中，蘑菇水提取物能明显增加T淋巴细胞数量，可以作为T淋巴细胞促进剂，刺激抗体形成，提高机体免疫功能，对机体非特异性免疫有促进作用。因此，多吃蘑菇，有助于提高人体免疫力。

蘑菇营养丰富，蘑菇中的蛋白质含量堪比肉类，比一般的蔬菜和水果要高出很多，而且含有多种维生素和丰富的钙、铁等矿物质。最重要的是，它不但含有人体自身不能合成却又必需的8种氨基酸，而且不含脂肪。现在给大家推荐两道菜谱：

【豆腐烧香菇】

材料： 豆腐300克，香菇200克，五花肉100克，植物油、精盐、生姜、八角、桂皮、冰糖、小葱、生粉、酱油、胡椒粉各适量。

做法： 将豆腐切成大小合适的方块，表面抹上精盐，腌制2分钟。生姜切片。豆腐表面抹上一层薄薄的生粉，放入锅中煎至两面金黄，捞出备用。锅中放少许油，加入五花肉煸炒，直至表面微微发黄，放入酱油、冰糖一起煸炒上色。锅中倒入适量开水，加入姜片、八角、桂皮和小葱一起加盖煮上15分钟；再倒入豆腐块和香菇，加盖煮10分钟，加入精盐和胡椒粉，大火收汁即可装盘，表面撒些小葱。

营养师提醒： 这道豆腐香菇营养丰富，但蘑菇性滑，腹泻的人慎食。

【素炒杏鲍菇】

材料： 杏鲍菇、青辣椒、红辣椒各1个。大蒜、精盐、鸡精、蚝油各适量。

做法：杏鲍菇洗净，切成丁。胡萝卜切丁，青辣椒、红辣椒去籽，切小丁，大蒜切片。锅中放油加热，爆香蒜片，放入胡萝卜丁翻炒变色，放入杏鲍菇翻炒，加入蚝油、青辣椒丁、红辣椒丁翻炒断生，最后加入精盐和鸡精调味即可。

营养师提醒：炒杏鲍菇的时候如果太干，可以加入一点水。

2. 大蒜，杀菌消毒、提高免疫力

大蒜是一种让人又爱又恨的食物，有了它会让很多食物更有滋味，可是它那强烈的气味却让人的口气不是很清新，这也是很多人对它敬而远之的原因。大家可千万不要因小失大，因为气味放弃它。

美国国家癌症中心（CNI）认为，目前世界上的抗癌潜力植物中，大蒜位居榜首。他们发现大蒜对结肠癌和胃癌的治疗效果明显，这是因为大蒜中含有一种亚硝胺阻断剂，能抑制亚硝胺形成，长期吃大蒜或大蒜制品可大大降低患胃癌的风险。

还不止如此，要说到食物中天然的杀菌明星，也非大蒜莫属。大蒜含有几十种有益的成分，包括33种硫化物、17种氨基酸，以及锗、钙、铁、钾、镁、硒、锌、维生素A、维生素B$_1$、维生素C等，都是人类不可或缺的营养素。值得一提的是，大蒜中含有的硫化合物，也就是"大蒜素"，具有很强的抗菌消炎作用，对多种球菌、杆菌、真菌和病毒等都有抑制和杀灭作用，是当前发现的天然植物中抗菌作用最强的一种。

除了强力杀菌之外，这种神奇的大蒜素还具有诱发人淋巴细胞活动的作用，并且随着大蒜素浓度增高，淋巴细胞活动的频率也随之升高，这说明大蒜可增强人体的免疫力。它可以同时提高机体的细胞免疫功能、体液免疫功能，以及非特异性免疫功能，帮我们构筑一道天然的健康防护屏障，使人体免于病毒、细菌、污染物质及疾病的攻击，清除人体新陈代谢后的产物，修补其他系统受伤的组织，从而达到预防各种疾病的目的。

除此之外，大蒜还能预防感冒、抗疲劳、抗衰老、旺盛精力、抗过敏、预防女性真菌性阴道炎、改善糖代谢等，本领真可谓神通广大。

大家需要注意的是，如果你不是把大蒜当作调味品，而是用它来增强免疫力、预防癌症，那么最好生吃。大蒜之所以能有这么出色的功效，是因为它含有蒜氨酸和蒜酶这两种有效物质。它们平时互不侵犯，但一旦大蒜被碾碎，就会互相接触，从而形成大蒜素。但是大蒜素怕热，遇热很快会失去作用，因此大蒜适宜生吃。而且为了达到最好的营养效果，吃大蒜最好捣碎成泥，而不是用刀切成蒜末，并且要先放10～15分钟，让蒜氨酸和蒜酶在空气中充分结合，产生大蒜素以后再吃。

大家平时做菜的时候，可以考虑经常放一些蒜泥做调料。至于食谱，这里给大家推荐三道食谱：

【蒜泥茄子】

材料：茄子2根，大蒜2头，香菜、精盐各适量。

做法：茄子洗净放入蒸锅里蒸透晾凉，撕成小条。大蒜捣成蒜泥，加少许精盐、清水搅匀静置。香菜剁碎成香菜末。把茄子条放到容器中，加入调好的蒜泥、精盐、香菜末拌匀即可。

营养师提醒：喜欢辣味的人可以放一些辣椒油、花椒油一起拌。

【蒜泥白肉】

材料：猪后腿肉500克，大蒜50克，大葱、生姜、辣椒油、精盐、味精、生抽、香油各适量。

做法：把猪肉洗净，放入加了姜块的开水锅中，煮至皮软、断生停火，在原汁中浸泡20分钟。捞出浸泡好的肉，擦干水，切成大薄片，摆盘。大蒜捣碎，加精盐、香油、生抽、辣椒油、味精调匀，浇在肉片上即可。

营养师提醒：大蒜不仅怕热，也怕咸，所以不要放太多盐。

【自制大蒜水】

材料：白皮大蒜800克，白砂糖50克，醋、酱油各400克，花椒5克。

做法：白皮蒜的须梗适当去掉一部分，再剥掉2层表皮，放入清水里浸泡7天，每天换水一次，然后捞出晾晒，直至表皮呈现皱纹时装坛内。把白糖、醋、酱油、花椒调成汁，浇入蒜坛内，盖严盖子，静置30天左右即可。

营养师提醒：吃完大蒜，胃酸分泌会增多，辣素会刺激胃黏膜，做成蒜水就可以避免了，每次做菜放一点即可。

3. 牛肉，补铁补硒、提高抗病能力

读古典小说，尤其是《水浒传》的时候，那些好汉们"大碗喝酒、大块吃肉"，他们吃的肉可不是猪肉，而是牛肉。今天西方人也喜欢吃牛排，是因为它能够带来充足的能量。的确，虽然都是动物性食品，但和猪肉相比，牛肉有自己独特的食疗作用。

作为一种肉类，牛肉跟其他肉类一样富含蛋白质，但它的氨基酸组成比猪肉更接近人体需要，更能提高机体抗病能力，对生长发育及术后、病后调养的人，在补充失血、修复组织等方面特别适宜。

牛肉还含有较多的矿物质，如钙、铁、硒、锌、镁等。尤其铁元素含量较高，并且是人体容易吸收的动物性血红蛋白铁，适合容易贫血的女性。

硒是一种神奇的元素，它有抗癌、抗氧化、增强免疫力的作用，缺硒会使人体的免疫能力下降。锌是一种有助于合成蛋白质、促进肌肉生长的抗氧化剂。锌与谷氨酸盐和维生素B_6共同作用，可以很好地增强免疫系统的功能。镁则支持蛋白质的合成、增强肌肉力量，重要的是可以提高胰岛素合成代谢的效率。

综上，牛肉不仅是一种营养丰富的肉类，它还可以增长肌肉、增强力量，在提高身体免疫力方面也有不容小觑的功效。下面是我给大家推荐的食谱：

【牛腩炖萝卜】

材料：牛腩300克，白萝卜400克，姜、八角、味精、胡椒粉、精盐各适量。

做法：牛腩切成块，用水冲净血污。白萝卜洗净，切成块状。锅中放水烧开，把牛腩块和白萝卜块分别焯一下水。焯好的牛腩及姜片、大料放入砂锅内，加入水，放在火上烧开，撇去表面浮沫，盖好盖，用小火煲1个小时左右。至牛腩八成熟时，揭去盖，加入白萝卜块，再盖好盖继续用小火炖1小时左右，至牛腩和白萝卜块烂熟时，放入精盐、味精、胡椒粉调好口味即可。

营养师提醒：这道菜肴可以促进消化，提高免疫力。对于肠胃虚弱的人，最好选嫩牛肉，耐心慢火把牛肉炖得烂烂的再吃。

【五香酱牛肉】

材料：牛腱肉2500克，冰糖100克，大茴香、桂皮各30克，大料10克，花椒15克，丁香2克，大葱、生姜各50克，精盐、生抽、老抽、料酒、香油、味精、五香粉各适量。

做法：将牛腱子冲洗净血水，切成3段。锅内烧开水，将牛肉段放入，煮至水开后再煮约5分钟，取出牛肉，用冷水冲洗干净。将冲干净的牛肉放入一盆凉水中，浸泡30分钟，让其肉质变紧。将除桂皮和陈皮以外的小件香料装入香料滤网里。锅内放入葱、姜、精盐、生抽、冰糖、老抽、料酒及香料包，加凉水（量以刚没过牛肉块为宜），水煮开后再煮15分钟，然后再将牛肉块放入，大火煮开后，继续煮15分钟，再转小火煮约50分钟。煮好的肉块捞出，沥干水，放自然通风处，放凉2小时再重新烧热卤水锅，放入放凉的肉块，再用小火卤30分钟即可切片。

营养师提醒：做酱牛肉要买牛腱子肉，也就是前后腿肉。这道菜肴可以健脾、提高免疫力。

4. 红辣椒，提高抵抗力的"双刃剑"

一般来说，红色蔬果都能帮我们提高免疫力，红辣椒在其中绝对是值得一提的，因为辣椒是维生素C的宝库，含量比橙子更高。每100克新鲜的红辣椒中，维生素C含量为144毫克，居新鲜蔬菜的首位。对于无辣不欢的人来说，这可能是个好消息。

大家注意，我强调的是红辣椒，因为红辣椒比青辣椒要多含有2倍左右的维生素C，多9倍以上的维生素A，以及更多的胡萝卜素。辣椒的有效成分辣椒素是一种抗氧化物质，它可以阻止有关细胞的新陈代谢，从而终止细胞组织的癌变过程，降低癌症细胞的发生率。正是因为辣椒富含这些强大的"抗癌武器"，所以它才能帮助我们阻止癌细胞的繁殖，提高人体的抵抗力。

理论上，我们吃越多红辣椒，越能强化个人对抗老化的能力。因为它富含抗氧化剂维生素C和β-胡萝卜素，这些抗氧化剂能借着中和自由基来保护身体。一般说来，红辣椒这种食物比较适合生长在云、贵、川等气候潮湿地区的人食用，北方干燥地区的人食用后，口干舌燥、咽喉痛等症状会比较严重。

出于种种原因，每个人对辣的接受程度是不一样的。吃的辣菜能让自己微微出汗就是最佳状态。微辣的菜，每天可以有一道。吃得过多，反而会危害人体健康。因为过多的辣椒素会剧烈地刺激胃肠黏膜，引起胃痛、腹泻，并使肛门烧灼刺痛，诱发胃肠疾病，促使痔疮出血。一吃辣椒就长痘痘、嗓子痛的人，最多一周吃一次或者干脆不吃。

而且吃辣还要看季节，最适合吃辣的是冬天，因为冬天寒冷，而辣椒有助于升高体温。最不适合吃辣的季节，并不是炎热的夏季，而是秋季，因为秋季天气干燥，特别容易出现上呼吸道感染，尤其不适合吃辣。另外，不管什么季节，吃辣椒最好是在中午，因为这时候肠胃的消化能力比较强，晚上吃辣则容易导致胃溃疡等疾病。这里给大家介绍一道食谱：

【自制香辣酱】

材料： 干红辣椒250克，花生100克，芝麻100克，香油适量。

做法： 把干红辣椒放锅里，不需要加油，小火炒香后，碾成粉末。也可以用刀切，但越碎越好。用不加油的锅把花椒炒熟，有香味后，碾成粉末。花生和芝麻同样用小火炒熟，碾碎备用。锅中放香油，烧热，倒入辣椒碎、花生和芝麻碎，一起小火略微翻炒即可。

营养师提醒： 注意油不要太热，以免辣椒变黑变煳。

5. 海苔，能提高免疫力的零食

很多女孩子都喜欢吃海苔，可是大家对海苔有多少了解呢？其实，海苔的前身就是紫菜。紫菜烤熟之后质地脆嫩，入口即化，经过调味处理之后，添加了油脂、盐和其他调料，就变成了美味的"海苔"了，吃起来方便，营养保健作用也相当好。

大家应该能感受到，在我们的邻居日本和韩国，紫菜一直都是餐桌上的重点。不论是紫菜包饭，还是紫菜丝泡饭，都相当常见。10年以前，海苔在日本的消费量已达到每年18.5万吨，相当于每人每天食用4.1克。相比之下，中国人吃海苔的数量就少得多了，很多人一年到头也吃不到一片。虽然我们不吃海苔也活得好好的，但是假如能够适当吃一点，对健康会更有益处。尤其是喜欢吃零食的人，可以多吃一些海苔，它热量很低，纤维含量却很高，几乎不会让人发胖，营养也很丰富，是理想的零食之一。

海苔浓缩了紫菜当中的各种B族维生素，特别是维生素B_2和维生素PP的含量十分丰富，还有丰富的维生素A和维生素E，以及少量的维生素C。海苔中含有15%左右的矿物质，有维持正常生理功能必需的钾、钙、镁、磷、铁、锌、铜、锰等，其中含硒和碘尤其丰富，这些矿物质可以帮助维持机体的酸碱平衡，有利于儿童的生长发育，对老年人延缓衰老也有帮助。

不仅如此，海苔在提高免疫力方面的作用也可圈可点。早在20世纪90年代，研究人员就发现海苔可以杀死癌细胞，增强免疫力。海苔中的藻胆蛋白具有降血糖、抗肿瘤的应用前景，其中的多糖具有抗衰老、降血脂、抗肿瘤等多方面的生物活性。海苔含的藻朊酸有助于清除人体内带毒性的金属，如锶和镉等，能有效预防神经老化，调节机体的新陈代谢。此外，海苔能预防和治疗消化性溃疡，延缓衰老，帮助女士保持皮肤润滑健康。相信看到这里，很多女孩子一定对海苔动心了。

尽管海苔的营养很高，保健效果也不错，但它毕竟是经过加工的食品，含有盐、酱油这些附加调味品，所以盐分比较高。因此，需要控盐的人，比如血压高的人，要适当克制调味海苔的食用量。而且，海产品中的碘含量也非常丰富，过多的碘可能会诱发甲状腺癌，因此，建议大家在选择海苔做零食的时候，尽量选择低钠、无盐的正餐。

6. 无花果，恢复体力抗病抗疲劳

享有"生命之果"美誉的无花果，味道清甜可口，营养价值也让人赞不绝口。

首先，无花果的维生素含量很丰富，尤其是维生素C，含量是橘子的2.3倍、桃子的8倍、梨子的27倍。大家应该已经知道了，维生素C在增强抗病能力方面有不俗的表现，所以无花果也是一种能增加免疫力的水果。

其次，无花果是一种富硒水果，其含硒量是食用菌的100倍，是大蒜的400倍。硒被营养学专家誉为"生命的奇效"元素，有延缓衰老、增强机体免疫力、抵抗疾病的特殊功能。硒也是人体内抵抗有毒物质的保护剂，可以降低有毒物质的危害，对患有艾滋病、肝炎、哮喘、冠心病、脑卒中、克山病、白内障等病症，都有一定疗效。

再次，无花果含有丰富的氨基酸，目前已经发现了18种，鲜果含量为

1.0%，干果为5.3%。它不仅含有人体必需的8种氨基酸，而且天门冬氨酸（1.9%干重）的含量很高，这种氨基酸对于对抗白血病和恢复体力、消除疲劳有很好的作用。

最后，无花果还含有丰富的酶类，以蛋白质分解酶最多，其次是脂肪酶、淀粉酶、超氧化岐酶（SOD）等，把无花果当作饭后水果，有助于消化。再加上无花果富含膳食纤维，其中的果胶和半膳食纤维吸水膨胀后能吸附多种化学物质，使肠道内各种有害物质被吸附排出，净化肠道，促进有益菌类在肠道的繁殖，能起到抑制血糖上升、维持正常胆固醇含量、排出致癌物质的作用。

综上，无花果实在无愧于"生命之果"的美誉，不但食用价值非常高，而且包括孕妇的大部分人群都可以放心食用。但脂肪肝患者、脑血管意外患者、腹泻者等患者不适合食用。

7. 酸奶，用乳酸菌强化免疫功能

和牛奶相比，酸奶之所以能帮助我们提高免疫力，主要是因为其中的乳酸菌。酸奶是由牛奶发酵而成的，除了保留牛奶的全部营养成分外，在发酵过程中乳酸菌还可以产生人体必需的多种维生素，如维生素B_1、维生素B_2、维生素B_6、维生素B_{12}等，再加上乳酸菌，这就使得酸奶有了很好的增强免疫效果。

我们每天吃的食物在肠内被细菌分解之后，除了养分之外，还会产生许多有害物质，这些有害物质又在肠道里被吸收，进而对人体各器官细胞组织造成损害，造成抵抗力降低，让人容易感染疾病。我们肠道内生活着数量惊人的细菌，其中有好菌、坏菌和中性菌。一般来说，年轻人、健康人群肠内的乳酸菌、双叉杆菌和酵母等好菌数量占优势，自然能够给予免疫功能强大的刺激，使其活性化。但是上了年纪以后，肠内的好菌会日益减少，我们的免疫功能日益衰弱，为了不让免疫功能过快衰弱，我们需要保持肠内好菌活泼运作。

肠内好菌越多，我们的免疫功能就越高，这是因为好菌能够刺激体内的各种防御因子，让它们具有活性。当坏菌侵入人体时，好菌也会负起保护身体之责，所以抑制肠内坏菌的繁殖，提高免疫力，使人体免受病菌的感染是很重要的，而乳酸菌在这方面的作用就非常出色。

乳酸菌自行产生的天然抗生素具有干扰病菌繁殖的功效，它可以帮我们维护肠道菌群生态平衡，形成生物屏障，抑制有害菌对肠道的入侵。而且乳酸菌通过产生大量的短链脂肪酸，能够促进肠道蠕动及菌体大量生长，改变渗透压，从而预防便秘；通过抑制腐生菌在肠道的生长，酸奶抑制了腐败产生的毒素，使肝脏和大脑免受这些毒素的危害，延缓衰老；通过抑制腐生菌和某些菌在肠道的生长，酸奶也抑制了这些菌产生的致癌因子，拥有了防癌、提高免疫功能的效果。

尤其是病人和大病初愈者，更是要喝一点酸奶。因为一般来说，无论是手术后，还是急慢性病愈后的病人，为了治疗疾病或防止感染都曾服用或注射了大量抗生素，使肠道菌丛发生很大改变，甚至一些有益的肠道菌也通通被抑制或杀死，造成菌群失调。所以大病初愈的人喝酸奶，对身体恢复有着其他食物不能替代的作用。

只是，大家也要注意，酸奶固然好，但也不是多多益善的。很多女孩子喜欢喝酸奶，甚至把它当成了饮料，每天喝好几瓶，这样做虽然没有什么坏处，但也没有必要。其实早上一杯牛奶，晚上一杯酸奶（125~250毫升）就足够了。由于胃酸有杀菌功效，因此，最好不要在空腹时喝含有益生菌的酸奶，一般选择饭后30~60分钟喝效果比较好。为了保留酸奶所含益生菌的活性，喝酸奶前后最好别喝热饮。

酸奶之所以能有强大的提高免疫力的功能，主要靠里面千千万万的"菌"，只有冷藏才能将活菌很好地保留下来，所以酸奶需要在4℃以下冷藏，并且在保存中酸度会不断提高而使酸奶变得更酸。如果保管条件好，酸奶不会变坏，否则会使酸奶生长菌、酵母或芽孢杆菌变质，这样的酸奶不能喝。夏天热时购买酸奶一定要看卖酸奶的商家有没有冰柜保存，没有在冰柜保存很难保证酸奶的质量。在夏季我们可以现买现喝；在冬季如果嫌凉，可以在室温条件下放置一定时间后再喝，但最好不要加热喝。

除此之外，酸奶跟其他食物、药物不可以随意搭配。虽然酸奶和很多食物搭配起来都很不错，特别是早餐配着面包、点心，有干有稀，口感好且营养丰富，但千万不要和香肠、腊肉等高油脂的加工肉品一起食用。因为加工肉品内添加了硝，也就是亚硝酸，会和酸奶中的胺形成亚硝胺，是致癌物。如果和腌制食品同食，最好配上新鲜水果，可以防止致癌物质亚硝胺的形成，因为水果里的维生素C会优先与腌制食品里的亚硝酸钠反应。酸奶也不宜与抗生素同服，因为氯霉素、红霉素等抗生素、磺胺类药物可以杀死或破坏酸奶中的乳酸菌，使它失去保健作用。虽然这并不影响酸奶中营养物质的含量及消化吸收，但我们还是要尽量避免这样的搭配。

这里我还想向大家澄清一个误会，酸奶并不是越稠越好。很多人都认为酸奶越稠越好，但其实很多很稠的酸奶只是因为加入了各种增稠剂，如羟丙基二淀粉磷酸酯、果胶、明胶。过多的增稠剂虽然满足了口感，但对身体没有什么好处。

基本上，酸奶是老少皆宜的，老、弱、病、女性和幼儿都适宜饮用；身体虚弱、气血不足、营养不良、皮肤干燥、肠燥便秘，以及患有高胆固醇血症、动脉硬化、冠心病、脂肪肝等病症者更应该多喝一点。使用抗生素者和年老体弱的人也适合常喝酸奶。虽说酸奶滋阴补虚，诸无所忌，但胃酸过多的人不要多喝，而且酸奶有轻泻作用，婴儿也不适合多喝。

🥕 8. 红酒，可以喝的健康"红宝石"

一提起红酒，大家可能想到的就是法国、浪漫、烛光晚餐之类的概念。可是，法国人喜欢喝红酒可不仅仅是因为它口感丰富，一旦碰到个头疼脑热，法国人也会第一时间想到红酒。一杯温热的红酒，不但能对付感冒，还能改善经期虚冷症，这都要归功于红酒增强人体免疫力的作用。

不知道大家身边有没有经常喝红酒的人，如果有，你们可以观察一下，他们是不是很少出现感冒症状。这是因为红酒中的苯酚类化合物能在病毒表面形成一层薄膜，使其难以进入人体细胞，从而达到防治感冒的效果。而且葡萄酒中含有一种叫白藜芦醇的物质，这种物质能有效增强人体免疫力，所以长期处于空调房内、缺乏运动的白领经常饮用适量红酒，对提高免疫力会有很大帮助。

而且红酒提炼的SOD活性特别高，其抗氧化功能比由葡萄直接提炼要高得多。制成红酒后，葡萄籽中富含的营养物质多酚就会更易于人体吸收，其抗衰老能力是维生素E的50倍、维生素C的25倍。这些功能超强的抗氧化物不仅能够中和身体产生的自由基，保护细胞和器官免受氧化，令肌肤恢复美白光泽，还能够防止动脉内的LDL-胆固醇氧化，这个氧化过程被认为是心脏病的根源，因为氧化的LDL-胆固醇最终会在血管中形成阻塞，让人患脑卒中或心肌梗死，而红酒可以防止这种动脉硬块的形成。每周喝大约200毫升红酒，就能抑制动脉硬化和降低血管内膜增生的速度。

大部分人都可能与胃病打过交道，我们可以借助红酒来预防胃溃疡。因为适度喝红酒，会降低一个人感染幽门螺杆菌的风险，而幽门螺杆菌被认为是胃溃疡的罪魁祸首。但是，假如你已经患了胃溃疡，就不应该再喝酒了，因为酒精可能刺激溃疡部位的神经，增加疼痛感。

总而言之，由于葡萄的营养很高，所以以葡萄为原料的红酒也蕴藏了多种氨基酸、矿物质和维生素，这些物质都是人体必须补充和吸收的营养物质。已知的红酒中含有对人体有益的成分大约就有600种，红酒的营养价值由此也得到了广泛的认可。可是要说它到底对我们有哪些营养价值，那还真的难以一一列举。

红酒的成分相当复杂，它是经自然发酵酿造出来的果酒，其中含量最多的是葡萄果汁，占80%以上；其次是经葡萄里面的糖分自然发酵而成的酒精，一般在10%～30%；剩余的物质超过1000种，比较重要的有300多种。红葡萄酒中其他重要的成分如酒酸、矿物质和单宁酸等，虽然这些物质占的比例不高，却是酒质优劣的决定性因素。质优味美的红葡萄酒，是因为它们能呈现一种组织结构的平衡，使人在味觉上有无穷的享受，同时也给健康带来非常好的助益。

只是，红酒再好也含有酒精，所以肝功能不正常的人，喝红酒最好谨慎一些。糖尿病、严重溃疡病患者，是不适合喝红酒的。即便是适合喝红酒的人，每次也不要超过150毫升，小酌一点即可，不要太贪杯。

9. 茶，抗感染、防衰老的神奇饮料

喝红酒的人不容易感冒，喝茶的人也一样不容易患流感。2005年4月发表在《美国国家科学院学报》上的一篇哈佛大学的研究指出，连续2周每天喝5杯红茶的人，体内会产生大量的抗病毒干扰素，其含量是不喝茶的人的10倍。这种可以抵抗感染的蛋白不但可以有效帮助人体抵御流感，还可以减轻食物中毒、伤口感染、脚气，甚至是疟疾的症状。当然，喝绿茶也具有同样的效果，然而喝咖啡就没有这样的作用。因此，中国人喜欢喝茶是个很好的习惯，可以有效地预防流感、发热等常见病。

喝茶的好处当然不仅仅是这样，它还可以促进体内新陈代谢、消除体内自由基、防止细胞老化，从而起到强化免疫系统的作用。人体衰老的过程就是人体正常细胞被氧化的过程，也就是说，人体组织中自由基含量过剩时，细胞的正常功能就会遭到破坏，从而加速肌体的衰老。而茶叶中的茶多酚有极强的清除过剩自由基的功效，从而提高人体的免疫功能。茶多酚还能通过提高人体免疫球蛋白总量，并使其维持在高水平，刺激抗体活性的变化，从而提高人的总体免疫能力。此外，茶多酚还可以通过调节免疫球蛋白的数量和活性，间接抑制或杀灭各种病原体、病菌和病毒，比如伤寒菌、肺炎双球菌、痢疾杆菌、流感病毒、腮腺炎病毒、麻疹病毒、疱疹病毒等。显而易见，茶多酚可以有效提高人体的抵抗力。茶多酚只存于茶树中，在六大茶类中，绿茶是唯一没经过发酵工艺处理的，所以茶多酚得以最大量保留，当然其他品种的茶中，茶多酚和维生素C的含量也相当高。

而且，茶叶中含有一种特殊的化学物质叫烷基胺抗原，这种物质也存在于某些细菌、肿瘤细胞、寄生虫和真菌中。由于平时喝茶时人体接触到了烷基胺抗原，所以一旦含有这种物质的疾病来临，人体就能够抵抗，这跟接种疫苗的原理相似。同时，茶叶中含有大量的氨基酸，这也是人体提高免疫力的坚强后盾。综上，只要每天喝上几杯茶，不管是红茶或是绿茶，都能够提高你自己的免疫力。

当然，喝茶也是有禁忌的。假如你是肠胃功能不好的人或者老年人，就不适合喝浓茶，否则可能会引起肠胃不适。假如你是女性，经期最好不要多喝茶。因为茶中含有较多的鞣酸，会与食物中的铁分子结合，形成大量沉淀物，妨碍肠道黏膜对铁分子的吸收，茶越浓，对铁吸收的阻碍作用就越大，特别是餐后饮茶更为明显。因此，女性以及患有贫血的人，即使在平时，也要少喝浓茶。假如你是神经衰弱者，临睡前不宜喝茶，因为茶有兴奋中枢神经的作用。假如你是正在哺乳的妇女，也要少喝茶，因为茶对乳汁有收敛作用。最后，不管是谁，都不要用茶服药。

泡茶也有讲究。由于绿茶的芽叶细嫩，冲泡时不能用太沸的水，80℃即可。冲泡时不必盖上杯盖，以免产生热闷气，影响茶汤的鲜爽。冲泡红茶，宜用刚煮沸的水冲泡，并盖上杯盖，以免释放香味。英国人常将红茶加上牛奶和糖饮用，在我国一些地方，也有将红茶加糖、奶、芝麻饮用的习惯，这样既能暖身，又可增添营养，大家不妨一试。

另外，冲泡出来的头遍茶，最好不要喝，因为茶叶在栽培与加工过程中受到农药等有害物的污染，茶叶表面总有一定的残留。冲泡出来太久的茶，尤其是隔夜茶尽量不要喝。新茶也要少喝，因为新茶存放时间短，含有较多的未经氧化的多酚类、醛类及醇类物质，对人的胃肠黏膜有较强的刺激作用，容易诱发胃病。

🥕 10. 搭配吃法，让免疫力倍增

我们吃东西的时候，不可能这一顿只吃白菜，下一顿只吃豆腐，往往是把很多食物搭配在一起组成一顿饭。不过，这食物跟食物之间可不是随便搭配的，错误的搭配不仅会让食品失去营养，甚至还会让身体受到危害。而正确的搭配可以让我们获得更多的营养，增强免疫力。那么，该如何搭配才能提高免疫力呢？

强调饮食均衡依然是最主要的。每天1个鸡蛋、50克豆类、100克瘦肉、150克水果、250毫升牛奶（或豆浆）、300克粮食、750克蔬菜，这是以平衡膳食为基础的基本参考数值，大家可以根据自己的胃口和习惯进行调整，但至少要保证每天摄入足够的营养。除了不挑食、不偏食之外，大家还要尽可能地让食物多样化，多选择一些食物种类。现在我们就来看看把哪些食物搭配在一起吃能增强免疫力。

大豆+大蒜

作用：让免疫力倍增。美国癌症学会的最新一项研究表明，大豆配合大蒜，能让免疫力增强10倍，防癌效果更佳。

瘦肉+大蒜

作用：促进血液循环，消除身体疲劳、增强体质。因为瘦肉中含有维生素B_1，与大蒜的蒜素结合，不仅可以使维生素B_1的析出量提高，延长维生素B_1在人体内的停留时间，还能促进血液循环，以及尽快消除身体疲劳、增强体质。

第四篇

特别的营养给特别的你

第十二章
儿童营养，每一步都很重要

虽然家长们都希望自己能有身体健康、头脑聪明的宝宝，但同时很多人也觉得体质和智商都是天生的，后天再努力也没有用。确实，不管我们多么科学地搭配营养，也不是所有孩子都能智商在140以上、身体像运动员一样强健。但是，假如我们能够给孩子科学的喂养，让孩子摄取足够的养分，就能让孩子尽可能地健康、聪明。

1. 母乳喂养，孩好，妈也好

说母乳是婴儿最好的食物，相信没有人会反对。但现在的问题在于，有相当一部分女性担心身材或者由于工作原因，选择放弃母乳，让孩子喝奶粉。我身边就有不少这样的女性，她们的理由主要是"让孩子吃母乳会导致乳房下垂、身材走样"，我相信她们是因为不了解母乳喂养对自己和孩子到底有多好，才会做出这样的决定。

我们先说母乳喂养对孩子的益处。母乳不仅仅是一种和牛奶一样的食物，它要比牛奶复杂和珍贵得多。母乳的营养有多丰富、多适合小婴儿、多么不能替代，在这里我不想强调了，我只打算讲一点：母乳富含SIgA

（分泌性免疫球蛋白）、乳铁蛋白、双歧因子、溶菌酶等免疫因子，有利于增强婴儿的抵抗力、免疫力。因此，母乳喂养的孩子前六个月很少生病，他们从母乳中获得了免疫力。

总体来说，母乳喂养对孩子的好处不胜枚举，它既有利于婴儿的身体健康成长，又有利于婴儿的消化和智力发育，减少婴儿过敏现象，还有利于增进母子情感。

母乳对增强免疫力、提升智力、减少婴儿猝死症的发生、减少儿童期肥胖、减少罹患过敏性疾病的概率等都有深远的影响，所以世界卫生组织和联合国儿童基金会建议，在婴儿出生的头一个小时里就开始母乳喂养，并且在出生后的最初6个月一直用纯母乳喂养，这是建议的婴儿喂养方式。

至于母乳喂养对妈妈的好处，可能很多人不清楚，这里我希望广大女性能了解一下。虽然很多女性都担心母乳喂养会让她们身材走样，但实际上母乳喂养有利于产妇恢复身体。生完宝宝的女性身体或多或少都会出现变化，而母乳喂养的过程可以刺激子宫收缩，减少阴道流血，帮妈妈们早日恢复健康。

在母乳喂养的过程中，乳汁的分泌和孩子的吮吸，会让乳腺更加通畅，虽然这个过程中部分女性会感到疼痛，但对于预防卵巢癌、乳腺癌大有好处。哺乳的过程中，乳腺因激素或者营养需求会进行再次发育，还可以调节内分泌系统，使得新妈妈体内激素水平达到一个平衡的状态，有助于降低患乳腺癌的风险。

不过，想要让乳汁分泌旺盛而且营养成分优良，新妈妈需要科学合理地摄取营养。除了保证营养均衡以外，还应特别注意多喝一些能催乳的汤类，比如炖排骨汤、炖鸡汤、炖猪蹄、豆腐汤、青菜汤等，可以请营养师或医生推荐一些催乳套餐或药膳。

2. 奶粉要根据孩子的体质选择

尽管母乳是孩子最好的食物，但出于各种原因，还是有相当一部分父母需要给孩子喝奶粉。我认识的一对夫妇，妈妈刚生完宝宝，自己身体属于比较瘦弱那种，到第三天还没有母乳，只好给孩子喝奶粉。大概一周的时候，有了母乳，这才给孩子用母乳喂养。

虽然我提倡母乳喂养，更极力建议孩子的第一口奶最好是母乳，但我并不排斥奶粉。毕竟，像上面这种情况，你也不能在出奶之前只给宝宝喂食清水，这会影响到胎便的排出，对身体健康没好处。而且，有些新妈妈奶水严重不足，你总不能让孩子天天吃不饱。还有就是断奶以后，孩子也需要继续从乳制品中补充营养，有些家庭会让孩子吃奶粉到五六岁，所以，选择奶粉也是很多宝宝在喂养过程中必然面对的问题。

一般来说，对于实在需要人工喂养的婴儿，从营养吸收角度来说，我更建议他们喝质量好的有机配方奶粉，而不是跟大人一样直接喝鲜牛奶。因为对2岁以下的婴幼儿来说，鲜牛奶的乳糖少、无机盐高，容易加重婴幼儿肾脏负担；鲜奶的蛋白质以酪蛋白为主，且含有饱和脂肪酸不利于婴幼儿消化吸收；微量元素锌、铜含量少，钙磷比例不合适，而有机奶粉没有这些方面的问题。

至于每个宝宝适合什么样的奶粉，这要看他们的个人身体状况。如果是早产儿，需要选择容易消化的早产儿奶粉；如果是缺铁的宝宝，可以选择高铁奶粉；容易腹泻的宝宝，建议选择不含乳糖配方的奶粉；如果宝宝哮喘、有皮肤问题，要尽量选择剔除大分子蛋白和麸质蛋白的低敏或免敏奶粉。如果不确定宝宝的体质，那就以接近母乳的成分为标准进行选择，条件允许的话，尽量选择高品质的有机奶粉。

需要提醒大家的是，配方奶粉不是添加营养元素越多越好，关键应该看添加成分适不适合婴幼儿吸收，只有真正针对婴幼儿消化吸收系统添加的元素，对宝宝来说才是有益的。

在选择品牌方面，建议大家不要被广告牵着鼻子走，也不要被品牌蒙住了眼睛，价格不能说明一切问题，宝宝才是最有话语权的，他是否接受、是否喜欢，才是最终的决定因素。

另外，一般来说，宝宝在喝配方奶粉的时候可能会出现过敏性湿疹、上火、腹泻、便秘、口气等问题，这些问题比较常见，也都有各自的解决方法，大家不必担心，也不要马上换奶粉，那会给孩子的肠胃系统带来负担。可以把具体情况讲给营养师或者医生听，他们会给你解决方案。

🥕 3. 均衡营养，从科学添加辅食开始

知道我是营养师以后，很多朋友都会问我这个问题："宝宝的辅食要怎么添加啊？"他们的疑问包括"听说6个月以后母乳就没有营养了，要吃辅食？""老一辈说孩子4个月就要添加辅食了"，以及"听说添加了辅食孩子容易生病，能不能晚点吃""我怕孩子过敏，辅食能不能只给他喝米汤、骨头汤"。这些问题每一个都很有代表性，包含了许多误区，所以，我想还是很有必要跟大家讲讲辅食的添加问题。

目前，世界卫生组织通过的新婴儿喂养报告，提倡在前6个月纯母乳喂养，6个月以后在母乳喂养的基础上添加食物，母乳喂养最好坚持到1岁以上，以奶类为主，其他食物为辅。现在我国卫生部也提出，建议在婴儿进入第6个月后再添加辅助食物。

但是具体到每个宝宝，到底应该什么时候开始给他吃辅食，还是要根据他的生长状况和成长需要来确定。比如，通常添加辅食需要宝宝的体重达到出生时的2倍，至少6千克。如果宝宝5个半月就到了这个重量，那时候就可以考虑添加辅食了，大家也可以征询儿保医生的建议。

为什么一定要给宝宝添加辅食呢？因为6个月以后，虽然母乳照样有营养，但已经不能完全满足宝宝的生长发育需要，这时候，要让宝宝从其他食物中获取营养。在接受辅食的过程中，也能训练宝宝的咀嚼能力、消化吸收能力，促进宝宝的嗅觉、触觉、视觉等神经发育，所以，辅食是一定要添加的。但是并不建议过早添加辅食，因为孩子太小的时候，消化系统不完善，容易出现消化道感染，而且会使母乳吸收量相对减少，这样做得不偿失。

辅食怎么添加也是有讲究的，辅食的分量应该由少到多，质地由稀到稠，先从液体、糊状的米油、米糊等食物开始添加，再慢慢改成泥状，最后才是固体食物。

植物性食物的添加顺序是：谷类食物（米汤、营养米粉）→蔬菜汁/泥→水果汁/泥→蔬菜/水果；动物性食物的添加顺序是蛋黄泥→鱼泥（剔净骨、刺）→精肉末→全蛋羹→肉泥/肉丁（猪肉、鸡胸肉等）。

而且，食物不仅要由软到硬，还要由细到粗，比如菜汤（肉汤）→细菜泥（肉泥）→粗菜泥（肉末）→煮烂碎菜（肉丁）→菜丝（肉丝）→

菜块（肉块）。

建议大家把婴儿营养米粉、含铁米粉作为添加的第一种辅食。不要把米粉直接加到奶瓶中，而是应该调成糊状，用汤匙喂给宝宝吃，这样能锻炼宝宝嘴和舌的协调及吞咽能力。

另外，在添加辅食初期，建议大家一次只喂一种新食物，这样可以更好地判断宝宝是否接受这种食物。如果宝宝在3~5天，粪便、皮肤和精神状态都没有异常或不良反应，就可以让他再尝试其他新食物。如果宝宝生病了，可以暂时停止喂养辅食，但不能因为他对辅食不适应停止喂养。最后提醒大家一点，在添加辅食的时候，一定不要额外添加盐和糖。

🥕 4. 留心宝宝营养素缺乏的警示信号

有一天我和一位朋友聊天，她讲起了自己弟弟小时候的趣事，说他小时候特别调皮，天天惹事，一天到晚找不到人。好不容易在家里待着，还逮着什么吃什么，什么烧炉子的煤球啊，家里的连环画啊，还有药片什么的，拿着就往嘴巴里塞。爸爸妈妈吓得把药片放在家里最高的柜子上藏起来，还嘱咐姐姐盯着弟弟别乱吃东西。

听完我跟她说："你这弟弟啊，极有可能是异食癖，跟缺铁或者缺锌有关。你们要是那时候给他补充足够的营养素，就不会有这些怪毛病了。"她这才恍然大悟，觉得特别愧疚：原来弟弟这是营养不良了，可是他们却不知道，还一直当作是笑话。

其实，异食癖只是儿童缺乏微量元素的典型表现之一。虽说今天大家生活条件好了，像非洲儿童那样缺乏蛋白质的营养不良现象极少见到，但是由于很多家长缺乏营养学知识，孩子喂养得不够科学，缺乏维生素或者微量元素的情况依然能经常见到。

比如，孩子的头发通常都是柔亮、充满光泽的，如果你觉得孩子头发不够柔顺，发黄，就要看看他是否缺乏蛋白质。如果饮食中蛋白质、必需脂肪酸、维生素C及锌、铁等微量元素不足，头发就会变得干枯、发黄。

下面给大家列举一下孩子经常出现的营养素缺乏症状，大家可以跟自己的孩子对照一下，我当然不希望您在孩子身上发现下面任何一种情形。

缺少的营养素	影 响
维生素A	孩子视力出现问题，在昏暗的光线下看东西不清楚，或眼睛干燥，经常眨眼，眼结膜干燥，随着眼球的活动出现褶皱，或眼睛容易疲劳
维生素D或钙	孩子出牙迟或者乳牙掉了以后出新牙慢、囟门闭合迟、会走路迟、会说话迟、头发长得慢或迟、头发少
维生素B$_2$和烟酸	经常出现口角炎、唇炎、口腔炎、地图舌，或者消化能力差，出现恶心、呕吐、腹痛、腹泻和便秘交替的症状
维生素C	孩子牙龈出血，而且吃的食物并不很硬、吃饭方式也没问题
锌	食欲不振，或者味觉减退，或者有异食癖，比如吃泥土、纸张或墙壁灰等，或有神经性厌食
铁	嘴唇、眼结膜、口腔黏膜颜色苍白；手指甲血色差，压迫后血色恢复慢；指甲不平整，或有白斑，或出现凹陷；经常头晕，注意力不集中
膳食纤维	孩子经常出现腹泻、便秘、消化不良等肠道问题

一般情况下，如果你的孩子一向胃口好，而且你给他的膳食搭配是科学合理的，通常都不会营养不良。假如你给孩子提供的食物随心所欲，孩子有明显的挑食、偏食或者孩子特别酷爱碳酸饮料、贪吃不健康的零食等，都有可能导致营养不良。对于这样的孩子，家长一定要密切关注孩子的生长发育状况和精神状态，早日发现营养素缺乏的征兆，并且尽早解决。

5. 儿童膳食，根据年龄段补充营养

人这一生可以分为婴幼儿期、儿童期、青少年期、成年期及老年期 5 个人生阶段，每一个人生阶段的营养标准和膳食原则都是有差异的。虽然看起来很麻烦，但只有这样，才能确保我们在身体的每一个阶段，都能给它最好的照顾和最合适的养分。

所以，根据不同年龄段的儿童发育情况，我在这里给大家讲讲应该怎样有针对性地给孩子补充营养物质。

1. 幼儿

幼儿指的是1～3岁的孩子，这一时期，宝宝的消化能力和身体抵抗力都很弱，体格发育速度放慢，但是脑的发育加快，需要丰富的维生素A、维生素C、维生素E来帮助营养素的吸收，提高免疫力，促进智力发育。同时，维生素D能帮助钙质吸收，为孩子牙齿及骨骼发育提供助力；B族维生素更是必不可少，缺少它，宝宝会烦躁不安、夜晚哭闹，影响宝宝健康成长。

因此，对于幼儿期的宝宝，我们应该注意，每天要保证250～500毫升牛奶或豆浆，并注意肉、蛋、鱼、豆制品、蔬菜、水果的供给。除了3次正餐外，还可以加1～2顿点心。不过，虽然这时候的孩子牙已经逐渐出齐，但是咀嚼功能仍然比较差，还是适合吃细软烂碎的食物，不能拿我们吃的食物给孩子吃。

但是大家也不能因为孩子咀嚼能力不强，就只给他们吃稀饭、面汤、米粉之类的食物，这些食物对于婴幼儿来说，不是不能吃，只是所含水分

多，能量低，不含钛、锌、钙等营养素，长期吃这些食物有可能让宝宝缺乏营养素。

如果你的孩子不是母乳喂养，建议在孩子2岁左右时，用纯牛奶来代替奶粉，注意饮食均衡。如果检查发现孩子缺乏微量元素，一定要按照医生嘱咐吃药，并且随时征求医生意见，及时停药。建议大家千万不要给孩子乱吃营养品，这一点，任何时候我们都应该记得。

2. 学龄前儿童

指的是上小学之前（3～6岁的孩子）。这时候，孩子已经上幼儿园了，除了依然需要丰富的蛋白质、脂肪和碳水化合物以外，由于户外活动的增加，让他们对维生素的需求跟以前不一样了。阳光使他们的皮肤合成维生素D，加快钙的吸收；维生素A能够保护眼睛、增进视力；维生素C、维生素E则是他们的免疫卫士；叶酸能促进合成红细胞中的核酸，从而帮助红细胞生长，避免贫血；B族维生素，能帮助新陈代谢，促进蛋白质吸收。所以，除了让孩子多晒太阳、多进行户外运动帮助吸收钙之外，我们还要注重培养孩子不挑食、不偏食的习惯，以防止出现维生素缺乏的现象。

这个年龄的孩子，食物已经接近成人水平，主食可以吃普通米饭、面食，菜肴跟成人一样，但仍然要避免过于坚硬、油腻或酸辣的食物。他们的饮食要多样化、荤素搭配、粗细粮交替，保证供给平衡膳食。由于这个年龄的孩子大都是在幼儿园度过的，所以建议家长对幼儿园的饮食状况有所了解，并且针对其不足之处进行补充。

3. 学龄儿童

7岁以后的学龄儿童，他们的生长发育速度比较平稳，体力活动增多，智力发育加速，而且要为即将到来的青春期迅猛发育储备营养，因此他们的身体更需要充足丰富的营养，家长绝不能在此时放松孩子的饮食营养，也不能单靠学校的饭菜，而是要在家做好孩子的饮食搭配，保证孩子营养均衡。但是，学龄期也是孩子最易变胖的时期，我们要务必注意控制孩子的饮食，尽量不给孩子吃各种快餐、油炸、高糖等食品。

4. 青春期的孩子

正常情况下，女孩青春期年龄是11～13岁，男孩是13～15岁。当然，这个年龄更准确地说应该是骨龄。这是一个对各类营养素的需要量骤增的时期，孩子们对热量的需要达到了高峰。一个13岁的男孩每天需要的热能为2400千卡，女孩为2300千卡，这么多的热量相当于500～600克的粮食、500克左右的蔬菜、25～50克的豆类及其制品，再有25克的肉、50克的蛋和25克的鱼全部加起来所产生的热量总和。对于青春期的孩子来说，首先要保证足够的饭量，这才能提供足够的热量，千万不要让孩子因为怕胖而节食。

蛋白质、维生素、微量元素和水，它们都是必不可少的，也是一定要保证的。我想要格外提一提的是矿物质，因为青少年对矿物质的需求量极大。钙、磷参与骨骼和神经细胞的形成，如果钙摄入不足或钙磷比例不适当，必然会导致骨骼发育不全，影响到孩子的身高。青少年对铁的需求量高于成人。铁是组成血红蛋白的必要成分，如果膳食中缺铁，就会造成缺铁性贫血。尤其是青春期的女孩，开始月经来潮，会有固定的血液流失，需多摄取肝脏、蛋、肉类及深色蔬菜等含铁质、蛋白质的食物。

总而言之，由于快速的成长与大量的活动，青少年需要摄取足够的热量和蛋白质以供生长发育所需，主食、肉、奶、蛋、蔬菜、水果、坚果一样都不能少,务必要保证孩子有足够的营养。

6. 自制食物更安全,居家烹饪也要专业

曾经看到过这样一个段子:"终于知道爸爸妈妈为什么从来不挑食了,因为他们买菜的时候从来不买自己不喜欢吃的东西。"虽是笑话,但是一针见血地指出了一个重要问题,很多孩子在饮食方面的毛病,都是跟父母学的。

可是很多家长没有意识到这个问题,我听到不少家长说:"现在的孩子,生活够好了,嘴巴还那么刁。想当年我们小时候,想吃这些都还吃不到呢。有的吃就不错了,不能惯他这些毛病。"别的家长一听,还特有共鸣的样子。我想说的是,孩子的毛病的确是你们惯出来的,责任主要在你们身上,而不是在孩子身上。

假如你经常在孩子面前说这个不好吃、那个味道差,会给孩子带来潜移默化的影响,让他把食物分成三六九等,挑挑拣拣。而且,假如你自己挑食,家里做饭从来不买某些食物,孩子在幼儿园吃到这些陌生食物的时候,也很有可能不接纳。孩子挑食,怎么可能营养均衡?

你家里的餐桌上是否也存在同样的问题呢?很多家长不重视孩子食物种类的多样化和烹调方法,给孩子的食物种类过于单调,那就难怪孩子缺乏营养素,所以,居家烹饪的第一个原则是饮食多样化。1岁以后的宝宝,每天至少应该吃到10种以上的食物,以后可逐渐增加到20种,至少也要保证孩子每周都能接触到20种以上的食物,而且要谷类、蔬菜、水果、肉、奶、蛋、豆制品兼顾。

第二个原则是运用不同的烹调方法。家里的食谱过于单调，也许短时间内孩子没意见，但当孩子有机会接触到外面的食物，有了对比之后，就会有鉴别，然后开始"挑剔"。很多孩子之所以爱吃洋快餐，就是觉得味道好。假如你把家里的食物做得很美味，孩子也未必那么迷恋炸鸡。

想要变花样，我们可以花点心思，把许多种类的食物合在一起吃，比如炒五丁，将土豆、胡萝卜、豌豆、香菇、猪肉都切成小丁再炒；罗宋汤，可以放洋葱、卷心菜、土豆、胡萝卜、番茄再加牛肉等。这些菜食物种类多，营养成分全面，而且颜色鲜艳漂亮，更容易引起孩子的食欲。

第三个原则是注意搭配，主要包括粗细粮搭配、主副食搭配、荤素搭配、干稀搭配、咸甜搭配等。在搭配中，充分发挥各种食物营养价值上的特点，以及食物中营养素的互补作用，提高它们的营养价值。当然，这需要一定的营养学知识做基础。

第四个原则是饮食的口味要清淡、少盐、少糖。为了保护孩子比较敏感的消化系统，避免干扰或影响儿童对食物本身的感知和喜好，预防偏食和挑食的不良饮食习惯，孩子的膳食应该清淡、少盐、少油脂，并且避免添加辛辣等刺激性物质和调味品。

最后，如果孩子缺乏某种营养素，家长还要试着给他们制定功能性食谱，接下来给大家介绍一道护眼食谱和补锌食谱：

【核桃枣杞鸡蛋羹】

材料： 核桃仁300克，红枣250克，枸杞子150克，鲜猪肝200克，鸡蛋、白糖各适量。

做法： 把核桃仁微炒去皮，红枣去核，新鲜猪肝切碎。把核桃仁、红枣、枸杞子、碎猪肝一起放在深盘中，加少许水，隔水炖半小时，晾凉放入冰箱。食用的时候，取2~3匙核桃枣杞猪肝碎，打入两个鸡蛋，加适量白糖，蒸成蛋羹即可。

营养师提醒：核桃枣杞鸡蛋羹有益肾补肝、养血明目的作用，对近视、视力减退及头昏健忘等症状有良好的食疗作用。

【番茄炒牛肉】

材料：牛肉300克，番茄200克，大葱、洋葱、生抽、淀粉、精盐、高汤、味精、白糖、植物油各适量。

做法：牛肉洗净切片，放入生抽、淀粉拌匀，用油煸炒后装盘待用。番茄洗净切块，大葱、洋葱分别洗净，切末。油锅烧热，爆香葱末、洋葱末，再放入番茄块，加精盐、生抽、白糖和高汤煸炒，炒熟后起锅，淋在牛肉上，撒上味精即可。

营养师提醒：牛肉营养丰富，富含蛋白质和锌、镁等微量元素，这道菜味道鲜香，又能补锌、补充蛋白质，适合儿童食用。

7.孩子长高，给他制定营养菜谱

孩子的身高，始终都是父母最关心的话题之一，大家都想让孩子拥有大长腿。在我看来，虽然身高不是多么要命的问题，但在孩子长个儿的时候，给他足够的营养，则是必须关注的话题。因为，这时候骨骼的发育，除了关系到孩子的身高，也影响着他骨骼的质量，如果孩子的骨密度高，对成年以后的健康也大有好处。

当然，在孩子成长的任何阶段，给他们安排膳食的时候，必然还是要遵循种类全面、品种丰富的原则，科学合理地搭配各种食物。在谷类为主，多吃果蔬，经常吃鱼肉、禽蛋和豆制品的基础上，我们还要注意摄入一些不可缺少的营养素，包括蛋白质、维生素D、钙、磷和硫，给孩子的身高发育带来助力。

首先是蛋白质，它的重要性不言而喻，不管是骨骼，还是肌肉、皮肤，都要靠它作为材料来构成，是必不可少的组成成分。富含蛋白质的食物包含鱼、虾、瘦肉、禽蛋、花生、豆制品等。

其次是钙、磷等矿物质。长身体需要补钙大家应该都知道，但其实很多人缺钙并不是真的缺钙。钙和磷的关系非常密切，缺磷和摄入过量的磷，都会影响钙的吸收，而缺钙也会影响磷的吸收。基本上，钙磷比例失衡，才是导致目前人们缺钙的元凶。所以，除了补钙以外，我们还得关注磷。富含钙、磷等矿物质的食物，包含牛奶、虾皮、豆制品、排骨、骨头汤、海带、紫菜等，孩子的食谱上可不能少了它们。尤其是牛奶，它不仅含钙高，而且钙磷比例非常适当，有利于钙的吸收，所以建议每天给孩子喝一杯牛奶。

除了磷，维生素D也会影响钙的吸收，所以要让孩子多晒太阳。多吃各种深绿色蔬菜、乳制品，它们都含有丰富的维生素D。

除了大名鼎鼎的钙，另一种微量元素硫也是非常重要的。骨骼、软骨和结缔组织的修补与重建，都离不开硫。大蒜和洋葱、鸡蛋、芦笋，它们都含有丰富的硫。

另外，大家还要注意，为了孩子的身高，有一些食物是不适合多吃的。比如汽水等碳酸饮料，它们含有大量的磷，而摄入过多的磷会导致骨骼释放出钙与镁等营养素，影响骨骼的健康生长。咖啡因也容易造成骨质流失，所以孩子也不适合多喝咖啡和茶。

大家可以根据上面的知识，给孩子制定营养菜谱，这里给大家推荐两道作为参考：

【番茄黄豆焖排骨】

材料： 猪大排500克，番茄250克，黄豆100克，八角3枚，料酒、生抽、蚝油、胡椒粉、精盐、植物油各适量。

做法： 黄豆洗净泡4小时以上。排骨切小段洗净，用蚝油、胡椒粉、生抽、料酒拌匀腌制4小时以上。平底锅放少许油，把腌好的排骨捞出，在锅内煎至两面泛黄。番茄洗净，去皮切块。泡好的黄豆捞出，把煎好的排骨和一半量的番茄、全部黄豆、八角放汤锅内，加开水没过食材，把腌制排骨的汤汁一并倒入锅内，大火烧开，小火慢炖1小时，放入剩下的番茄和盐，继续小火炖30分钟，炖好后，转大火收汁即可。

营养师提醒： 番茄去皮前可以用火烤或者用开水泡一下，这样去皮更容易，也可以不收汁，做成一道美味汤菜。

【胡萝卜炒鸡蛋】

材料：胡萝卜1根，鸡蛋2个，小葱、精盐、白糖、生抽各适量。

做法：胡萝卜切细丝，鸡蛋打散，葱切成葱花。热锅热油倒入蛋液滑散，盛出备用。热锅冷油，爆香葱花，放入胡萝卜丝炒软，加精盐、白糖、生抽，然后倒入鸡蛋炒匀即可。

营养师提醒：鸡蛋含有丰富的蛋白质、脂肪、维生素和铁、钙、钾等人体需要的矿物质，而胡萝卜富含维生素A，能帮助蛋白质的合成，二者一起炒，即使胡萝卜素容易吸收，又增加了菜肴中优质蛋白的含量。

8. 健脑益智，聪明宝宝要从小培养

希望自己的孩子像爱因斯坦一样聪明，是每个家长的愿望，但光幻想是不行的，我们得行动起来。虽然不可能每个孩子都成为超高智商的天才，但我们还是可以让他更加聪明伶俐。

一般来说，0～3岁是宝宝大脑高速发展的黄金时期，这种高速发展会一直持续到孩子六七岁的时候，但这并不是说孩子的大脑就停止发育了，只是速度会变得缓慢，一直到20岁左右的时候才会停止。所以，在孩子20岁之前，我们都有机会让他的大脑功能更为发达。

但是，我肯定不建议大家给孩子吃健脑的方剂或者保健品，而是更希

望大家从日常饮食入手，多给孩子吃一些具有健脑醒脑功效的食物。

最负盛名的健脑食物，恐怕要数以核桃为代表的坚果了。核桃仁营养丰富，里面含的脂肪主要成分是亚油酸甘油酯，这种油脂可以满足大脑基质的营养需要，而且核桃仁里面的微量元素锌和锰，都是脑垂体的重要成分，所以多吃核桃可以健脑益智。

不仅核桃如此，坚果家族的其他成员，比如葵花子、松子、杏仁、芝麻等，都有助于大脑思维敏捷、记忆力强。大家如果嫌吃坚果太单调，也可以变换花样烹饪，比如做成鲜奶核桃粥、核桃腰果露、果仁紫米粥等，给孩子吃都不错。

除了坚果，第二种健脑食物要数鱼类了。因为鱼类不仅含有各类人体必需的多种营养元素，更含有 $\Omega-3$ 脂肪酸，这种物质对大脑和视网膜的发育有非常重要的作用，所以能让孩子更耳聪目明。

当然，除了它们以外，还有不少食物也有健脑功效，比如小米含有较丰富的蛋白质、脂肪、钙、铁、维生素 B_2 等营养素，有"健脑主食"之称；牛奶中的牛磺酸对儿童大脑发育、神经传导、视觉功能的完善和钙的吸收有良好作用；鸡蛋含有丰富的蛋白质、卵磷脂、维生素和钙、磷、铁等，是大脑新陈代谢不可缺少的物质；香蕉被誉为"智慧之果"，含有丰富的磷元素，有利于心脑血管的发育；葡萄含的葡萄糖能兴奋我们的大脑神经，缓解精神疲劳，对学生缓解精神疲劳有好处；苹果也有"智慧果""记忆果"的美称，丰富的锌让苹果有了增进记忆的效果。大家在日常生活中只要多花点心思，把这些食物搭配起来，就是很好的健脑食谱了：

【鱼头炖豆腐】

材料：鲤鱼头400克，豆腐500克，香菜10克，大葱、生姜、精盐、料酒各适量。

做法：把鲤鱼头去鳞、去鳃，洗净切成块。豆腐洗净切块，香菜和大葱洗净切段，姜洗净切片备用。把鱼头块放入砂锅，加入适量清水，用火烧开，撇去浮沫后，加入豆腐、香菜、葱段、姜片，用小火慢慢炖至熟烂，捞出葱姜丢掉，加入精盐、料酒调味即可。

营养师提醒：这道菜可以健脑益智，而且补钙效果特别好，特别适合青少年食用。

【核桃牛奶】

材料：牛奶200毫升，核桃3个，花生30克，纯净水、冰糖各适量。

做法：花生用温水泡半小时，核桃去壳，用温水泡半小时以上，都去皮备用。把花生、核桃加入适量纯净水，放入榨汁机里打碎，然后过滤。滤出的花生核桃汁和牛奶一起倒入锅中煮开，加入碾碎的冰糖粉，搅拌均匀即可。

营养师提醒：花生和核桃的皮也可以不去，会保留更多营养，但对成品的口感和外形会有影响。

第十三章
女人营养，不同阶段不同需求

很多女性朋友都没有意识到，自己从15～65岁的健康标准其实是变化的，营养标准更是不同。我经常会遇到一些中年女性，仍然在使用少女时期的一些饮食标准。实际上，不论在哪个年龄阶段，均衡的饮食习惯都非常重要，但每个年龄段的女性都有特殊营养需求，需要补充的物质也不同。在不同阶段给身体最贴心的呵护，才会让你容光焕发、健康美丽。

1. 青春期少女，多补钙、补铁、补充蛋白质

不管是男孩还是女孩，青春期都是人生非常重要的一段时期。这不仅是长个子的关键时期，更是第二性征发育的关键时期。爱美的女孩子一定要注意青春期的营养，这对你的身材发育至关重要。

在这一阶段，大家千万别为了追求苗条身材而节食，我们肯定要保证补充足够的能量。由于正处在生长发育的高峰期，所以对热量的需求比较大，一般10～12岁的女孩，每天摄入热量应该是562千卡（2350千焦），13～15岁的女孩是595千卡（2490千焦），16～18岁应该是672千卡（2810千焦），大家可以把握一下这个标准。

在保证热量的基础上，糖类、蛋白质、脂肪、矿物质、维生素等营养物质一定要补充全面。这就要求食物尽量多样化，这样才能为身体提供足够的营养，所以青春期的女孩最好不要挑食、偏食。

除此之外，青春期的女孩还有一些尤其需要注意补充的营养素，它们分别是钙、蛋白质和铁。至于为什么，我来为大家一一分析。

首先是钙。这是青春期的女孩都应该努力保证的营养素，因为钙对骨骼的发育有十分重要的意义，钙量的多少直接影响到骨长度、骨密度。钙是一种很容易缺乏的营养素，所以需要引起大家的格外关注，饮食中应该注意选择含钙质高的食物，比如牛奶、奶制品、豆制品等，最好能保证每天喝两杯牛奶或者酸奶。

而且，为了促进钙的吸收，青春期少女还应该有一定的室外活动，多晒晒太阳，别怕变黑。钙的吸收需要维生素D的协同作用，而阳光中的紫外线可以让皮肤产生维生素D，从而辅助机体对钙质的吸收。

其次是蛋白质。我们的身高取决于骨骼的生长状况，而骨骼的形成是一个相当复杂的新陈代谢过程，需要多种微量元素的参与，如铜、锌、锰、硅等。由于骨骼的主要成分是蛋白质、钙和磷，所以最需要的是这三种物质。蛋白质不仅对骨骼生长有重要意义，作为生命的物质基础，人体的血、肌肉、神经、皮肤、头发等都是由蛋白质构成的，所以，长身体的时候，蛋白质肯定是不能或缺的。

青春期的女孩要面临月经初潮，而经期会丢失部分蛋白质，所以要特别注意补充蛋白质，尤其是优质蛋白质，可以适当多吃一些鱼、肉、禽、蛋和豆类食物等。

最后还有一种营养素——铁，青春期少女也要注意保证。和男性相比，女性由于生理特征更容易缺铁。青春期少女的缺铁问题比较普遍，一来是因为处于快速生长期，二来经期对铁的需求量增高，如果不注意补铁，就容易出现缺铁性贫血。

如果你是一个不爱吃肉、饮食清淡的女孩，就容易缺铁。那么，青春期的时候就要注意适当吃一些猪血、鸡血、动物肝脏、牛肉等含铁丰富的肉制品，同时多吃富含维生素C的蔬菜水果，协助胃肠道吸收铁质，这样才能发育成一个健康漂亮的姑娘，为一生的健康美丽奠定基础。

2. 蛋白质偏高不利于女人受孕

蛋白质的重要性我们已经强调过了，正是因为知道这一点，在准备怀孕的时候，很多女性会自觉调养身体，尤其是一些读过大学的女性，她们有一定的营养学知识，获取信息的途径也比较多。这时候，她们遇到了一个问题："听说高蛋白饮食会影响受孕的机会，可是为了怀孕，难道我应该不补充蛋白质吗？我到底该怎么做？"

这个问题，我已经不止一次遇到过。其实，早在十多年前，这个广为流传的观点在2004年的柏林生殖研讨会上就已经被提出了。后来美国科学家继续研究得出结论："饮食中蛋白质含量过高，会降低女性怀孕的成功率。"

但这里关于他们的研究我想要提醒大家的是，他们的研究对象是老鼠，两组老鼠，一组是高蛋白饮食，一组是正常饮食，然后对受孕情况进行对比。老鼠显然不是人类最好的模拟试验品，而且我们的饮食结构差别也比较大。但是，并不是说这项研究就没有意义，由于我们没有更多针对人类女性高蛋白饮食和生殖能力关系之间的研究，所以不能给出大家确切结论。但可以明确的是，任何一种营养素的摄入都不能过多，适量永远是根本原则。假如你原本就体重超重，那么在备孕期间控制高蛋白饮食是必要的，因为超重会干扰你的月经周期，而且肥胖有导致孕期并发症的危险。

假如你体重正常甚至偏瘦，就没有必要回避高蛋白食物。我们要注意避免的是饮食中蛋白质含量"过高"，那么什么标准是过高呢？

用老鼠做研究的时候，研究者发现，如果饮食中的蛋白质含量超过25%，就会干扰老鼠胚胎发育初期的正常基因印记，影响胚胎着床和胎儿发育，导致流产概率增加。所以，他们建议，对于想要宝宝的女性，蛋白质的摄入不应该超过总能量的20%。

大家如果还记得的话，第二章我们讲过，对于成年人来说，每天每千克体重摄入1克蛋白质即可。假如你体重50千克，那么每天摄取40～50克蛋白质就可以了。每克蛋白质提供的热量大约是4.1千卡，那么你每天通过蛋白质摄入的热量是不会超过200千卡，而正常女性一天的平均热量摄入在1500～1800千卡比较合适。大家可以计算一下，你的蛋白质摄入占总热量的比例是多少。

事实上，一个健康成年人蛋白质的摄入量应该占总能量的10%～12%。如果你每天的饮食按照推荐的标准安排，根本不可能出现"蛋白质摄入超过总能量的20%"这种现象。

因此，关于这个问题，我往往会建议女性朋友们，每天还是要按照各种营养素的推荐标准安排膳食，不要因为害怕蛋白质摄入过高影响受孕而拒绝高蛋白食物。其实只要你正常饮食，没有过分偏爱大鱼大肉，是不需要担心蛋白质摄入过高影响受孕这一问题的。

3. 科学丰胸，做女人"挺"好

对自己身材毫不在意的女性，还是比较少的。大部分女性都希望自己的身材充满女人味，所以为了丰满的胸部，很多女性对自己特别狠，从按摩、吃药到动手术，几乎用尽了各种办法。但众所周知，不管是吃药还是动手术，对身体都有一定的不良影响。如果真的希望自己的胸部能更丰满挺拔，我建议大家还是从饮食入手。

网络上也有很多女性在问，到底吃什么能够丰胸。对于这个问题，我通常都会告诉她们，乳房是富含脂肪的腺体组织，它的发育和食物有关系，利用食物可以让乳房变得更健美，但大家不能奢望有立竿见影的效果，而是要耐心坚持下去，给身体一个自然变化的过程。

一般来说，想要乳房更挺拔，我们需要保证饮食中的蛋白质、维生素E、B族维生素和锌、铬等微量元素。尤其是在青春期时，摄取足够的上述营养物质，可以帮助乳房发育得更漂亮。

蛋白质是身体组织的构成部分，是不可或缺的；维生素E，它对生殖系统很重要，能让女性雌激素浓度增高，提高生育能力，预防流产；B族维生素全是辅酶，是糖代谢过程中关键性的物质，有助于激素的合成；锌这种微量元素，是促进人体生长发育的重要元素，特别是能够促进性征的产生、性功能的形成；铬元素也是一种活性很强的物质，它能促进葡萄糖的吸收，并在乳房等部位转化为脂肪，促使乳房丰满、臀部圆润。所以，多吃这些有助于刺激内分泌的食物，对身材的发育会有帮助。

富含磷脂的黄豆、花生，富含蛋白质的杏仁、核桃、芝麻、肉类、蛋类、牛奶，富含胶原蛋白的海参、猪脚、蹄筋，富含锌的虾贝海产品，都是不错的丰胸食物。这里给大家推荐三道食谱：

【酒酿蛋】

　　材料：酒酿3大匙，鸡蛋1个，红糖适量。

　　做法：锅里加入适量水，然后加入酒酿，待水开之后打入鸡蛋，待蛋清凝固之后即可起锅，加入红糖即可。

　　营养师提醒：最好在生理期前早晚各服用一碗，美容和丰胸的效果会更好。

【青木瓜炖排骨】

　　材料：青木瓜400克，排骨300克，小葱、生姜、精盐、白糖、酱油、植物油各适量。

　　做法：青木瓜去皮去籽，切成块状。小葱切段，姜切片备用。排骨洗净，焯水后沥干水，备用。锅中放油，烧热后，放入葱段、姜片爆香，加入排骨一起炒香，再加入酱油、糖拌炒均匀，加高汤或水，大火烧开后加入青木瓜，水再开后转小火，一起焖煮30分钟即可。

　　营养师提醒：这里的木瓜一定要是青木瓜，其中含量丰富的木瓜酵素和维生素A能刺激雌性激素分泌，有助于丰胸。

【花生炖猪脚】

材料：猪脚200克，花生50克，白糖、米酒、酱油、精盐、胡椒粉各适量。

做法：猪脚洗干净，切块，用开水烫一下过凉。花生洗净备用。把猪脚和花生放入砂锅中，加入酱油、精盐、胡椒粉、白糖、米酒及适量的水，用中小火炖煮2~3小时，至猪蹄熟烂、汤变得黏稠即可。

营养师提醒：花生含有丰富的不饱和脂肪酸，和猪脚一起炖，可以调理激素的分泌，促进胸部的丰满与乳腺的发育，还能让产妇增加乳汁分泌。

4.定期吃豆类食物，调节内分泌

说句夸张点的话，女人这一生，几乎就是内分泌的一生。虽然女性的寿命不是直接取决于内分泌，但她们最关注的年轻、漂亮，还真得靠它，所以内分泌失调会直接影响到女性的健康与美丽。

对女人来说，内分泌失调最常见的疾病是乳腺增生、子宫肌瘤、卵巢囊肿、阴道炎等。如果还没有严重到发展为疾病，那么最主要的表现就是痛经、月经紊乱。甚至女性身体的小毛病，比如经期的各种问题、黑眼圈、雀斑、皱纹增多等，或多或少都与内分泌失调有关。

假如你内分泌严重失调，去医院看医生，他们会让你抽血，然后看看血液里面的女性性激素（比如黄体生成素、促卵泡激素、催乳素、黄体酮和雌激素等）分泌是否正常，但我相信大多数女性都不会去医院检查内分泌。那么，你必须清楚自己身上是不是有内分泌失调的症状，如果有，就要及时调理。

首先是各种妇科疾病，这绝对是内分泌失调的警报。比如月经量不规律、痛经、月经不调、乳房胀痛、乳腺增生、子宫内膜异位症等，根源基本都是内分泌失调。一旦出现这些病症，表明内分泌失调已经相当严重了，我们最好在此之前就能发现。

通常，一旦我们的皮肤状态突然变差，比如原本白皙的脸上出现了各种斑，不管是黄斑还是色斑，根源都是你身体的内分泌系统出问题了。不管你用再多祛斑的护肤品都不管用，因为这不仅仅是皮肤表面的问题。假如你是一个"喝凉水都长肉"的人，更有可能跟胰岛素水平异常有关系。假如你最近情绪容易急躁，也应该考虑是不是内分泌有问题了。此外，还有一些非常明显的症状，比如不孕、女孩子体毛过多、少白头等等，都很有可能是内分泌问题。

如果内分泌问题不严重，大家可以通过饮食调理，最值得推荐的食物就是豆类及豆制品，包括黄豆、黑豆、毛豆等在内的豆类及其加工的豆制品豆腐、豆浆、豆皮等。这是因为大豆中含有一种名为大豆异黄酮的物质，它是黄酮类化合物中的一种，与雌激素有相似的结构，能够弥补30岁以后女性雌激素分泌不足的缺陷，被公认为是调整女性激素水平、使女性保持年轻、推迟女性更年期、缓解女性更年期症状的功臣。

根据《中国居民膳食指南》的要求，成年人应当每天摄入30～50克的大豆类及坚果，所以大家也不必吃得过多，坚持每天都能满足这个分量就可以。关键在于坚持，要"每天适量"摄入，"每天"和"适量"这两个关键词非常重要，大家既不能三天打鱼，两天晒网，也不能今天一天全吃豆制品，然后接下来的一周再也不吃。

至于豆类和豆制品的食用方法，没有太多限制。如果是更年期女性，我更建议大家选择白水煮黄豆和豆浆。不过，如果选择喝豆浆，需要注意食用足够的量。

5. 经期不适，从补充维生素开始

有一次在一个婚礼上见到一位远房亲戚，一个二十来岁的小姑娘。她知道我是营养师，就把我悄悄拉到一旁，不好意思地说她一直痛经。读书的时候，好几个舍友跟她一样。她觉得可能这是身为女孩子必须承担的痛苦，也就一直忍了。但现在工作了，发现有点吃不消。每次来例假痛得死去活来。有时候痛得她实在受不了，就只好请假。请假的次数太多，领导嘴上不说，可心里都有意见了。她不想丢了这份工作，就开始吃止痛片，但是又觉得吃药肯定不大好，而且也不是长久之计，就问我有没有办法。

我相信有相当一部分女孩子会面临这个烦恼，痛经说起来似乎不是什么大毛病，但疼起来的时候，对工作、生活的影响相当大。这时候我们应该怎么办呢？吃止痛片肯定不是好主意，我更建议大家通过补充维生素来调理，主要是维生素B_6和维生素E。

一般来说，绝大多数女性的痛经，生殖器官都没有器质性病变，所以是原发性痛经。维生素B_6对原发性痛经有很好的效果。它能缓解子宫收缩，并且参与雌激素代谢，能缓解痛经的不适症状，还能缓解妊娠呕吐、控制孕妇浮肿、治疗低血色素的小细胞贫血。所以，对女性来说，维生素B$_6$是大家的好伙伴，可以帮助我们度过那些艰难的岁月。

维生素E有助于治疗痛经，是因为痛经与月经期间体内的前列腺素水平有关，维生素E能抑制前列腺素的合成，因而起到治疗痛经的作用。

如果你痛经的症状非常严重，可以口服维生素片减缓痛经症状。假如真的严重到需要服药的程度，我建议你遵医嘱。如果可能，我还是建议大家通过食物来补充维生素。

富含维生素B$_6$的食物很多，通常肉类、全谷类产品（特别是小麦）、蔬菜和坚果类中含量都比较高。酵母粉、麦麸、葵花子、大豆、糙米、香蕉、动物肝脏和肾脏、鱼类、瘦肉、坚果等，都是维生素B$_6$的良好来源。

富含维生素E的食物有果蔬、坚果、瘦肉、乳类、蛋类、压榨植物油、柑橘皮等。果蔬包括猕猴桃、菠菜、卷心菜、芦笋、羽衣甘蓝、莴苣、甘薯、山药，坚果包括杏仁、榛子和核桃等。

预防痛经，除了平时就要补足维生素以外，这里给大家推荐两款适合经期的饮品：

【姜枣红糖水】

材料：干姜、大枣、红糖各30克。

做法：把干姜和大枣洗净，干姜切片，大枣去核。锅中加2碗水，放入生姜、红枣一起大火烧开后，转小火煮至剩1碗水量，加入红糖煮至溶化即可。

营养师提醒：这款饮品具有温经散寒功效，适合体质偏寒的女性，可以趁温热服用。

【牛奶蜂蜜饮】

材料：鲜牛奶250毫升，蜂蜜50克。

做法：在温热的牛奶中加入蜂蜜，调匀即可。

营养师提醒：把牛奶加热，不宜煮沸，40～60℃即可，因为牛奶和蜂蜜都不耐高温。晚上临睡前趁温热服用，蜂蜜可以消除紧张情绪，牛奶中的钾能够有效减轻腹部的疼痛感、抵抗感染、减少经血。

6.改善体寒并非依靠吃肉

我一个多年的老邻居最近遇上了烦心事，她家的宝贝儿子刚结婚，媳妇各方面都让她挺满意的，就一点让她担心："我那儿媳妇太瘦，老是手脚冰凉，肯定体寒，会不会不好怀上啊？我就给她补身体，鸡汤、鱼汤、排骨、牛腩，天天换着花样来。可她不爱吃肉，听说是为了不拂我的好意，每次都勉强自己吃一点，这可真是愁死人了，怎么办才好啊？"

我劝老太太先放心，是不是容易怀孕跟宫寒有关系，但宫寒跟体寒不是一回事。而且，想要改善体寒的状况，也不是一味吃肉就可以的。我建议以下这六类食物她都要给儿媳妇吃：糙米等主食、适量的红肉、坚果类食物、富含钙和铁的食物、根茎类食物、生姜和红糖等温阳食物。

至于原因，首先说前三种主食能为人体提供热量，尤其是糙米、黑豆等主食含的花青素能够促进血液循环，暖和身体；红肉中，要数羊肉、牛肉、鹿肉的御寒效果较好，它们的蛋白质、碳水化合物及脂肪含量高，可以加快代谢，让内分泌功能增强，从而达到御寒作用；坚果类油脂含量较高，可以帮身体抵御寒冷，中医也认为坚果性味偏温热，有补肾健脑、强心健体、御寒的作用。

接下来是富含钙和铁的食物，它们也能改善体寒状态。因为怕冷与饮食中矿物质缺乏有关，尤其是缺钙，会影响心肌、血管及肌肉的伸缩性和兴奋性。因此，体寒的女性不妨多吃奶制品、豆制品、虾皮等富含钙质的食物，以及菠菜、猪肝等含铁丰富的食物。

至于根茎类食物，它们通常都含有丰富的无机盐，而人体怕冷与体内无机盐的缺乏有着密切的关系，所以像莲藕、土豆、胡萝卜、萝卜、山药、红薯、芋头等根茎类蔬菜，也要注意加入食谱中。

最后是中医所说的"温阳"食物，比如生姜、大蒜、辣椒、红糖等，这类食物要根据大家的体质来决定是不是选择。虽然有的女性体寒，但如果正在上火，就不适合吃这些食物。

听完这些内容，我那位老邻居才恍然大悟，一下子又来了精神。相信大家对于这个问题也有了新的认识，以后不会只靠吃肉来解决体寒问题了。另外，这里再给大家推荐两道食谱：

【玫瑰红枣粥】

材料：白米黑米各1杯，红枣10颗，干玫瑰10朵，红糖适量。

做法：将黑米和白米按1∶1的比例洗净，加水浸泡一夜。将泡好的米倒入锅中，加开水熬煮，一定要一次把水加足。将红枣洗净，划两条切口，玫瑰花苞去蒂，花瓣分开备用。待粥煮开后，将红枣加入一同熬煮，至米粒胀开，煮至黏稠时，将红糖放入溶化，起锅前将玫瑰花瓣撒入，搅拌均匀即可。

营养师提醒：此粥特别适合生理期总是脸色黯沉、体力虚弱、面无血色的体寒女性食用。

【核桃红枣豆浆】

材料：黄豆1杯，糯米1/5杯，核桃仁3个，红枣6个。

做法：用豆浆机上自带的小杯取1小杯黄豆，清洗干净后，泡在清水中6个小时左右，再清洗两遍，倒入豆浆机中。红枣洗净去核，和核桃仁一起，倒入豆浆机中。豆浆机中加水至最高水位线，插上插头，按下五谷豆浆键，等待豆浆做好即可。

营养师提醒：天冷的时候，黄豆可以泡一夜。具体制作方法根据自己的豆浆机设置而定。

7. 选对零食，巧妙补气血

和男人相比，女人格外需要补气血。由于特殊的生理结构，女性要经历经期、孕期、产期等阶段，更容易出现气血不足的情况，所以，如何补气血是很多女人一生都要面对的课题。除了在平时的正餐中加强营养以外，零食也是不错的选择。

大家不必一提起零食就觉得它们不健康，事实上，如果你能选择健康的零食，并且在合适的时间吃，零食就是对你有益的。一般来说，我会建议女性朋友在两顿正餐之间，吃一些下面的零食，既有助于恢复体力、补充能量，而且这些食物还可以很好地补气血。

1. 黑枣干

黑枣并不是黑色的枣子，它和红枣是两种东西，学名君迁子。黑枣富含蛋白质、糖类、有机酸、B族维生素、维生素E和磷、钙、铁等矿物质，对延缓衰老、增强机体活力、美容养颜都很有帮助。传统上黑枣多用来补血和调理药物，对贫血、血小板减少、肝炎、乏力、失眠都有一定疗效。由于不太好消化，不建议大家每次吃太多，三五颗即可。

2. 紫葡萄干

葡萄具有补血、强智、利筋骨的功效。我们吃新鲜葡萄的时候，不喜欢吃很有营养的皮，而把葡萄晒制成干后，不但最大限度地保留了葡萄皮的营养，而且保留了葡萄中一些稳定的营养素，比如铁、锌、锰、蛋白质、抗氧化物质等。每100克葡萄干的含铁量为9.1毫克，可以很好地帮女性补血。

3. 桑葚干

每100克桑葚干含铁42.5毫克，几乎是目前水果及其制品中含天然铁最丰富的食物。中医认为它能够补益肝肾、滋阴养血、延缓衰老、美容养颜，是一种健康的零食。

4. 桂圆肉

每100克桂圆肉中含铁量大约是3.9毫克，在水果中也算是含铁量相当丰富的，而且桂圆含有丰富的葡萄糖、蔗糖、蛋白质及多种维生素和微量元素，有良好的滋养补益作用，尤其适合病后体弱或身体一直虚弱的女性调补使用。不过桂圆肉属于温热食物，正在上火的人、孕妇和儿童不适合多吃。

5. 固元膏

固元膏也叫阿胶糕，众所周知，阿胶是补血的上品，有很好的补血养生功效。现在市面上大多数固元膏的配方是阿胶、红枣、黑芝麻、核桃仁、桂圆、冰糖、黄酒，有的还会添加枸杞子、酸枣仁、蜂蜜、莲子等，这些食材都非常适宜气血亏虚的女性及体质较差的人群食用。

除了这些随时可以吃一点的小零食以外，大家方便的时候，还可以给自己制作一些可以补养气血的下午茶和甜品，这里给大家介绍两道：

【四红汤】

材料： 红豆10克，花生10克，红枣6颗，红糖适量。

做法： 将红豆、花生、红枣洗净，放到水中浸泡1个小时。把红豆、花生和红枣放到水中，用大火烧开，改小火慢慢煮，直至红豆烂了，加入红糖搅拌均匀即可。

营养师提醒： 中医里有一种四物汤，是补血、养血的经典药方，虽然配方比较安全，但用药还是建议大家遵医嘱。

【乌梅红糖饮】

材料： 乌梅15克，红糖30克。

做法： 将乌梅洗干净，然后用水浸泡1小时。把浸泡乌梅的水和红糖一起倒入砂锅中，再适当加水，烧开后小火熬煮，煎至水量剩下大约1/3时关火即可。

营养师提醒：趁温热饮用，具有补血养血、美肤养颜的功效。

8. 更年期要营养全面、粗细结合

对于女人来说，不管是从生理还是心理方面来看，更年期都是一道坎。其实它没那么可怕，更年期是每个女人的必经之路，了解得多一点、准备得充足一点、对自己多照顾一点，就能使自己安然度过这个特殊的阶段。

更年期营养的主要原则首先是全面，要注意各种营养的均衡吸收；其次是要控制总量，八分饱即可；最后是要粗细结合，这样既可以补充维生素，又能防止便秘。在此基础上，由于更年期妇女激素分泌逐渐减少，容易患骨质疏松症、心血管疾病，所以还有一些营养建议给大家。

首先，要多补充含钙质的食物和维生素D。由于更年期内的妇女雌激素开始减少，使骨骼的破坏量超过形成量，这个时期的妇女往往比同龄男性更容易发生骨质疏松症和骨折。因此，补钙对于更年期妇女就显得尤为重要。

有很多食物都可以为我们提供丰富的钙质，比如乳类与乳制品、豆类与豆制品、蔬菜、水果与干果等。牛奶是众所周知的高钙食品，可以在睡前喝一杯牛奶，能够有效补钙，还能帮助改善睡眠。也可以多吃豆制品、高粱、荞麦片、燕麦、玉米等，平时大家可以适当吃些杂粮。需要提醒大家的是，对于更年期女性来说，如果检查之后缺钙，可以遵医嘱服用一些钙片，既简单方便，又可以量化。

　　其次，更年期女性出现的种种症状都和雌激素的分泌量骤然减少有关。对于这一问题，并不建议大家服用激素药物，虽然90%～95%的女性服用雌激素后都可改善更年期症状，但罹患子宫癌或乳腺癌等不良反应的风险也会增加。所以，大家不妨多吃雌激素含量最高的豆制品、豆腐等大豆产品，既安全，又健康。

　　最后，更年期女性身上出现的很多问题都和心理有关，所以保持宁静平和的心态非常重要。大家可以多吃香蕉、莲子、大枣、芝麻、小米粥、百合等，它们都有宁心安神的功效，对于缓解更年期心烦意乱的症状有较好的效果。酸枣、红枣等食物具有很好的安神降压作用，大家不妨多吃一些。更年期女性尽量不要吸烟，也不要饮酒、喝咖啡、喝浓茶。

　　建议更年期的女性每天坚持吃几颗大枣，大枣里面含有很多像磷酸酰苷这一类的成分，它可以调整女性的内分泌功能，还有养血、润燥、养心这样的作用。这里给大家推荐两道食谱：

【百合小米粥】

　　材料：小米100克，干百合50克，干银耳10克，红枣6颗，花生30粒，冰糖适量。

　　做法：干百合、红枣和花生洗净用清水泡发。银耳用清水泡发，去蒂摘成小朵，洗净，沥干水备用。小米淘洗干净备用。锅内加入清水，大火煮开，放入小米、银耳和花生，水开后改中火，小米开始出花的时候将红枣、百合和冰糖放入小米粥中，大火煮开后即可。

　　营养师提醒：小米淘洗2次即可，洗太多会导致营养流失。烧开水再放小米并且注意搅拌，可以防止煳底。

【虾皮豆腐汤】

材料：豆腐1块，虾皮50克，黑木耳半朵，小葱、花椒、精盐、植物油各适量。

做法：豆腐切成小块，黑木耳切小块，小葱切末。锅中放油，放花椒、葱花炒香，添半碗水，放入虾皮、黑木耳，汤烧开后，放入切好的豆腐，再次开锅，撒上精盐和葱花即可。

营养师提醒：虾皮含钙高，而且有镇静作用，还含有丰富的镁可以保护心血管，所以特别适合更年期女性食用。

第十四章
老年人营养，重在全面和均衡

俗话说"千金难买老来瘦"，尤其是随着大家对"三高"等富贵病越来越重视，结果导致很多老年人在饮食方面走入误区，一味地节食，结果导致营养不良。事实上，老年人比儿童、青年人更需要营养均衡。只是由于他们自身的生理特点，需要减少热量的摄入，避免过饱、过量而已。

1. 粗茶淡饭加优质蛋白，控制好量

我有一次应邀做讲座，一位老年人提出了一个问题："您讲的营养学知识，是不是只适用于年轻人啊。至于老年人，我听说'萝卜白菜保平安，粗茶淡饭身体好'，是不是应该吃清淡一点？"

这是个特别好的问题。说"粗茶淡饭对老年人好"不是没有道理，由于老年人的咀嚼力和消化能力变差、活动量下降，对于热量的需求也就降低了，所以食物应该低热量、松软、清淡、低脂。在选择主食的时候，宜粗不宜细，最好粗细结合，在白米、白面中加入一些杂粮、杂豆，既能增加矿物质的摄入量，也能防止便秘。《中国老年人膳食指南》指出，老年人每天应摄入200～350克主食，其中粗粮杂粮应占50～100克。

老年人的消化功能没有年轻人好，像儿童一样经常吃大鱼大肉肯定是不合适的。但是，这并不是说老年人就只能吃粗茶淡饭。

大家应该还记得，蛋白质是身体的建筑材料，所以为了防止肌肉衰减，老年人还是应该每天摄入足够的蛋白质。根据《肌肉衰减综合征营养与运动干预中国专家共识》建议的标准，老年人每千克体重应该摄取的蛋白质是1.0～1.5克，每天在60～90克，这个标准比年轻人的数量还要高。也就是说，老年人对蛋白质的要求，比普通成年人更多，所以单单是粗茶淡饭，肯定不能满足老年人的身体需求。

而且，由于老年人的消化功能衰退，食量和需要摄取的能量都有所减少，这就要求其中至少有一半是优质蛋白，特别是乳清蛋白和肉蛋鱼虾等动物蛋白。因此，我建议那位老先生每天还是要吃一定量的蛋类、奶类、肉类和大豆制品，"谷物+果蔬"的膳食模式不是特别合适。

随着年龄增长，不仅仅是骨质，老年人的肌肉也会逐渐流失。因为肌肉是关节稳定的关键，所以接下来会引发关节和骨骼的问题。来自奶类和瘦肉的富含亮氨酸的蛋白质，可以减缓肌肉的流失，就像奶类和豆制品中丰富的钙可以减缓骨骼中钙的流失一样。

大家不必担心肉类和蛋类中含有的胆固醇和饱和脂肪酸，它们虽然是诱发心血管疾病的"元凶"，但只要不过量，对老年人的身体健康是利大于弊的，所以，每天还是要适量吃一些鱼、肉、奶、蛋。

总而言之，老年人一定要充分重视饮食全面且平衡。蛋白质、碳水化合物和脂肪的摄取量都应当保持均衡，主食宜粗不宜细，蛋白质宜精。

老年人真正需要拒绝的是"吃太多"，以及吃那些含盐、油、糖丰富的食物和精制谷物，尤其是有高血糖、高脂血症、高血压等代谢性疾病的老年人，比如绵软的粥和面条、香甜的面包和糕点，都是不应该多吃的。通常情况下，只要大家有所节制，就能健康地享受美食。

2. 过了60岁，吃好"五色饭"

刚才我们讲了老年人饮食的总原则，下面我们仔细来看。相信这本书读到这里，大家应该已经知道了，在人生的不同阶段，我们的生理状况不同，营养需求也不一样。因此，老年人的营养标准和儿童、年轻人是有差异的。

英国食物标准局特地推出了《居家老年人膳食指南》，对老年人的饮食做出了详尽的指导。在这份指南中，他们用黄、绿、粉、紫、蓝5种颜色分别代表主食、蔬果、肉类、零食、乳制品这5类食品，告诉我们每类食物应该怎么吃、吃多少。

首先是主食，它是黄色，代表能量和活力。英国人建议老年人最好土豆、米饭换着吃，因为土豆中维生素C、钾、磷含量都非常丰富，这是其他主食难以企及的。老年人的晚餐，最好是低热量的土豆或红薯，这样还有助于第二天顺畅排便。

其次是蔬果，它是绿色。老年人每天摄入的食物总量中，应该有1/3是蔬菜水果。要求老年人每天5种，每种80克。每顿饭应当有一两种蔬菜，水果最好放在两餐之间吃，而不是饭后，这样有助于保持血糖的稳定。每天摄入400克蔬菜水果，可以降低冠心病和某些癌症的发病率。

再次是肉类、蛋类、豆类，它们是粉色。虽然豆类是素食，但它和其他肉类的共同特点是蛋白质含量丰富。因此，如果吃了豆制品，就要减少肉的分量。老年人应该保证每顿正餐里都有一些肉或代替品，即便是血脂高的人要限制脂肪摄入，也不能一点荤腥都没有，可以在烹饪的时候把肉眼可见的肥油去掉。多吃蒸煮的，少吃煎炸的。

然后是乳制品，它用蓝色表示。乳制品明明都是白色的，之所以用蓝色是因为这是一种让人感觉平静的颜色，而乳制品就有这个功效。老年人每天的饮食中，1/8的分量应该是牛奶和奶制品，最好能保证400毫升的牛奶、酸奶摄入量，底线则是250毫升。如果胃口不好，可以选择喝酸奶。

最后一类紫色，是零食。大家别以为老年人就不吃零食了，很多老年人特别爱吃饼干、冰激凌、蜂蜜、糖、蜜饯果脯、软饮料一类的零食。不过，建议老年人吃零食点心，最好隔天吃一次，不要每天都吃。如果你每天吃2～3种零食，那每一种就只能吃两三口。

以上是英国人为老年人提供的膳食指南，我们国家的营养学会老年营养分会也为老年人制定了《中国老年人膳食指南》，建议大家"食物多样，谷类为主，粗细搭配，多吃蔬菜水果和薯类，每天吃奶类、大豆或其制品，常吃适量的鱼、禽、蛋和瘦肉"。这些原则建议大家记住，并且把它贯彻到日常生活中去，如果能坚持做到，对于预防老年疾病也大有好处。

3. 岁月流逝，我们通常会缺哪些营养素

随着年岁越来越大，老年人的身体各项机能都会出现衰退，牙口不再那么好，很多东西嚼不动了，味觉没有年轻时候那么敏锐，吃下去以后，身体的消化、吸收功能也减退了，失眠、便秘更是常有的事。不知不觉

中，肌肉在萎缩，关节开始疼痛，骨头也变得越来越脆弱……这一系列的症状，除了跟衰老有关，还有一个很重要的原因，就是营养素缺乏。

关于这个问题，各国营养学家都很重视，也有很多研究成果，比如，美国西顿西北医院临床营养师、研究员嘉丽珊·斯莱特凯指出，老年人的新陈代谢会减速30%，所以对蛋白质的利用能力在降低，但分解代谢的能力却有所增强，因此非常容易出现蛋白质缺乏，从而导致消化不良、腹泻等，或者出现皮肤干燥、松弛等问题，所以需要比年轻人摄取更多优质蛋白。这个问题，我们刚才已经讲过了。

除了蛋白质，接下来要数钙和维生素D。2013年"中国居民营养与健康状况监测"结果显示，我国城市居民平均每天钙摄入量只有400毫克左右，距中国营养学会制定的推荐摄入量800~1000毫克相差甚远，90%左右的人钙摄入量严重不足。而老年人，尤其是更年期后的女性，骨骼中钙流失的速度更快，非常容易缺钙，所以中国营养学会推荐，老年人每天需要摄入1000~1500毫克钙，比年轻人要多。

第三个需要注意的是维生素C、维生素E和B族维生素。英国营养学家约瑟夫·皮梭在他的《完全健康》一书中指出，20%~50%的老年人缺乏维生素C；23%的男性和15%的女性缺乏维生素E；超过20%的老年人缺乏B族维生素，其中71%的男性和91%的女性缺乏维生素B_6，而维生素B_{12}的缺乏更普遍。新鲜蔬菜水果可以补充维生素C，各种植物油是维生素E的最好来源，B族维生素的最常见来源就是粗粮、豆类和薯类，所以老年人要适当吃粗粮，多吃果蔬。

接下来还要注意的是铁、钾、锌、铬、镁，这些矿物质都是老年人最容易缺的营养素。比如，由于老年人的食物结构以植物性纤维食物为主，而且慢性病较多，可能会长期服用药物，这都会影响到铁的吸收；而糖尿病、肿瘤、感染及饮食太清淡，都有可能导致缺锌。

正因为老年人的食量小，消化、吸收功能较差，所以对食物的质量要更讲究，要保证吃下去的食物尽可能有用。假如日常的膳食结构不能满足上述营养素的需求，就要及时采取相应的对策，调整饮食结构，这样才能有益于健康长寿。

4. 预防骨质疏松症，光补钙还不够

俗话说"人老腿先老"，保护好肌肉、关节和骨骼，老年人的身体才能更结实、更硬朗，也就等于保证了活动能力和生活自理能力。所以我们在形容老年人身体好的时候，常常会说"身子骨硬朗"，可见骨骼的健康对老年人是多么重要。

很多老年人也知道骨骼健康的重要性，再加上广告天天讲补钙，所以他们对补钙也挺重视。但是，还是有很多老年人遇到了问题。有不少老年人问过我："我天天吃钙片，怎么医生还说我骨质疏松症了呢？"

那是因为，骨骼的健康并不只是跟钙有关，虽然身体内的钙含量是决定骨骼健康的重要因素，但多吃高钙食物，只是预防骨质疏松症的第一步。大家可以选择牛奶、奶制品、虾皮、虾米、鱼、动物骨头、芝麻酱、豆类及其制品、蛋类及某些蔬菜等，它们含钙都很丰富。尤其是牛奶，是含钙最丰富且吸收率非常高的首选补钙食物，牛奶中的乳糖及合适的钙磷比例也都有助于钙的吸收。

除了吃高钙食物之外，我们还要吃一些有利于钙质吸收的食物。首

先就是大名鼎鼎的维生素D。维生素D不但能加强人体对钙的吸收，有助于骨骼和牙齿健康，还能提高免疫力。富含维生素D的食物有牛奶、鸡蛋黄、蘑菇等，大家不妨在补钙的同时也多吃一些这类食物。

其次是镁。当钙被吸收进入血液中后，要在镁的帮助下融入骨骼，直到骨骼不缺钙了为止。也就是说，想要让钙均衡地分配到骨骼中，离不开镁。日常食物中，紫菜、全麦食品、杏仁、花生和绿叶菜等，都含有丰富的镁。

然后是钾。钾的主要作用是维持酸碱平衡，参与能量代谢和维持神经肌肉的正常功能，因此，对于骨骼的生长和代谢是必不可少的，它能够防止钙流失，让骨骼更硬朗。补钙的同时，还要多吃一些香蕉、橙子等水果和小米等粗粮来补充钾。

除了食物之外，最后大家还要注意晒太阳，因为阳光是维生素D的绝好来源。可以每天上午10点以前和下午3点以后晒晒太阳。

对于老年人来说，还有一点大家要格外注意。很多老年人都有慢性病，可能相当一部分人每天都在服用药物，然而利尿剂、甲状腺补充品、抗血凝素、四环素、异烟肼、抗癌药、泼尼松等，都可以影响到骨质代谢。如果大家正在服用上述药物，每天应该摄取的钙质需更多，具体分量可以求助医生或营养师。

在吃以上所有食物的同时，我们还要避免吃得太咸。高盐饮食是骨质疏松症的高危膳食因素，因为人体内的钙是通过与钠相伴从尿中排出的，如果吃盐多，尿钠就排出多，同时尿钙排出量也会增加，身体内的钙丢失也随之增多。而且要避免饮用过量的茶、咖啡、酒等刺激性物质，以免抑制钙的吸收。这里给大家推荐两道补钙食谱：

【牛奶大枣粥】

材料：牛奶500毫升，大米100克，干红枣25克，冰糖30克。

做法：将大米、大枣洗净，沥干水。大米与大枣一同煮成粥，然后加入牛奶烧开，根据个人口味加入冰糖即可。

营养师提醒：虽然老年人味觉退化，但也不宜太甜，冰糖的量不宜太多，可以不加。

【虾皮炒韭菜】

材料：韭菜200克，虾皮100克，精盐、味精、醋、植物油各适量。

做法：韭菜洗净，切段。锅内放油，加热至五成热，放入虾皮，炒至色泽转深、变酥时控出油，投入韭菜，放入精盐、味精煸炒至韭菜断生，趁色泽还翠绿时淋醋即可。

营养师提醒：虾皮含钙高，韭菜是肠道的清道夫，这道菜很适合老年人和儿童食用，但韭菜特别容易烂，炒的时候一定要旺火快炒。

5. 健脑好食物，防止认知功能退化

虽然侧重点不一样，但老年人和儿童都需要补脑，因为随着年龄增

加，我们的记忆力开始衰退，思维能力出现下降，这都是大脑衰老的症状。为了防止认识功能严重退化，甚至出现失智症，老年人需要用营养滋养大脑，有效地推迟和抑制脑细胞的衰老退化。

现代医学研究发现，含卵磷脂、脑磷脂、谷氨酸的食品能提高大脑活动功能，延缓大脑衰老。比如，卵磷脂在体内能产生乙酰胆碱，是脑细胞之间传递信息的"信使"，对增强记忆力至关重要。一般来说，蛋黄、大豆、蜂蜜及富含DHA的食物，比如沙丁鱼、大马哈鱼、贝类、淡菜等，含有上述元素比较多。

与此同时，大脑要吸收上述营养物质，也离不开B族维生素及微量元素，如铁、锌、硒、铜的帮助，它们是大脑营养物质分解酶的重要成分。摄入这些营养素，可以多吃绿叶蔬菜、豆类及其制品、柑橘、胡萝卜、黑木耳、动物内脏等。

总而言之，为了让大脑充满活力，我们要在饮食均衡的基础上，多吃一些益脑食物，比如核桃等坚果，鲢鱼、黄花鱼等鱼类，以及猕猴桃、香蕉等水果。与此同时，还要少做一些让大脑功能受损的事情。比如，长期过量饮酒会使脑细胞遭受损伤，导致记忆力和智力衰退，而爱抽烟也会加速脑细胞的衰老。另外，还有很多慢性病、传染病，尤其是病毒性感染、高血压、动脉硬化、肺源性心脏病、肾病等，都会相应地造成脑细胞损害，所以，如果有上述疾病，更应该加强对大脑健康的保护。

这就要求大家在日常生活中做个有心人，根据自己的身体状况，结合学到的营养学知识，为自己制定食谱，这里我给大家推荐两道食谱作为参考：

【黄花菜炒蛋】

材料： 黄花菜500克，鸡蛋2个，小葱、精盐、白糖、醋、黄酒、香油、植物油各适量。

做法： 黄花菜用水泡透后挤去水，切小段，小葱切末。鸡蛋打入碗里，加精盐和黄酒，打匀起泡。锅中加油，油热倒入鸡蛋液摊开转小火，用锅铲划散鸡蛋，倒入黄花菜，一同翻炒，加精盐、白糖，滴点麻油，撒入葱花，稍焖片刻即可。

营养师提醒： 黄花菜含有丰富的卵磷脂，有较好的健脑、抗衰老功效，所以被称为"健脑菜"。但它不宜鲜食，必须蒸煮晒干后食用。

【西芹核桃仁】

材料： 西芹200克，核桃仁50克，精盐、植物油各适量。

做法： 西芹洗净，斜刀切片，核桃仁在热水中浸泡变软。开水中加少许精盐和几滴油，焯烫芹菜，捞出控水。热锅放少许油烧热，放入焯好的芹菜和剥好的核桃仁，翻炒出香味，加少许精盐即可。

营养师提醒： 芹菜不需要焯烫太久，微微变色即可。也可以直接把焯好的芹菜与核桃仁一起拌成凉菜。

6.寻求视力保护神，预防白内障

有一个词语叫"老眼昏花"，随着年龄增长，很多老年人的视力都会出现不同程度的下降。老花眼只是一方面，还会有很多常见的眼病出现，而且它们不像红眼病一样很快就能痊愈。

一般来说，老花眼的出现，跟晶体老化有关。随着眼睛晶状体逐渐硬化、弹性下降，导致眼睛生理性调节功能减退，就会出现老花眼，看近处的东西费劲，需要放在远处才能看得清楚。

如果你发现看东西时眼前出现黑点，可能是圆形、椭圆形、点状、线状等黑点飞舞，并且会随着眼球的转动而飞来飞去，这是飞蚊症。原因主要是眼睛的玻璃体"液化"，产生了一些混浊物。

如果视力缓慢下降，看东西时非常模糊而且怕光，或者看物体时颜色较暗或呈黄色，可能是患上白内障。此外，还有青光眼、黄斑变性、玻璃体混浊等常见眼病，它们都严重困扰着老年人的视力。虽然它们的出现与衰老有关，但也不是不能预防的。我们可以通过食疗的方式护眼明目，预防这些疾病。

首先，可以多吃含硒丰富的食物，它与视觉的敏锐程度直接相关。如果缺硒，可能诱发晶状体混浊而导致白内障。富含硒的食物有鱼、虾、乳类、动物肝脏、坚果类等。

其次，多吃含锌丰富的食物，它也与白内障的发病率有关。鱼、瘦肉、动物内脏、牡蛎、蛋类、粗粮、海藻、坚果、豆类、白菜、萝卜等食物中含锌较多。

然后，要多吃富含维生素C和维生素E的食物。维生素C可以减少光线和氧对晶状体的损害，防止形成白内障；维生素E如果缺乏，容易使晶状体的蛋白质凝集变得混浊。辣椒、茼蒿、苦瓜、豆角、酸枣、鲜枣、草莓、柑橘等新鲜蔬果中含有丰富的维生素C；果蔬、坚果、瘦肉、乳类、蛋类、压榨植物油、柑橘皮等都富含维生素E。

最后，多喝茶水也对保护眼睛有益。因为茶叶中含有大量鞣酸，可以阻断体内产生自由基的氧化反应发生，所以对老年人来说，茶水是相当健康的饮料。

大家在日常饮食中对上述营养素多加注意，就可以更好地保护眼睛，避免各种老年性眼疾的产生。这里给大家推荐两道食谱：

【菠菜蛋汤】

材料：菠菜250克，鸡蛋2个，干珧柱5克，生姜、精盐各适量。

做法：菠菜洗净切段，干珧柱稍浸泡，撕成丝，生姜切片。锅中加入清水、干珧柱和姜片，大火烧开后，下入菠菜，改中火，烧至菠菜变色，打入鸡蛋，稍煮片刻，放入精盐即可。

营养师提醒：这道汤清润可口好消化，而且有明目的功效，是老年人很好的补益食物。

【胡萝卜玉米饼】

材料：胡萝卜1根，鸡蛋2个，面粉、玉米面、精盐、鸡精、小葱、植物油各适量。

做法：胡萝卜切丝，小葱切细段。鸡蛋、面粉、玉米面调成面糊，其中玉米面和面粉的比例是1：2。把胡萝卜丝、盐、鸡精和小葱拌入面糊中，平底锅里放少许油，倒入面糊，用中小火煎成两面熟透即可。

营养师提醒：胡萝卜中丰富的胡萝卜素，有强大的抗氧化功能，能预防眼睛的老化，延缓视力减退，保护晶状体。胡萝卜更适合加油熟食，这样做成饼就是不错的选择。

🥕 7. 良好饮食习惯，保证心脑血管健康

对于50岁以上的中老年人来说，心脑血管疾病是最应该注意预防的疾病。2014年8月发布的《中国心血管病报告2013》显示，因心血管病死亡占城乡居民总死亡原因的首位，农村为38.7%，城市为41.1%，超过了癌症。虽然高脂血症、血液黏稠、动脉粥样硬化、高血压等症状看起来很常见，而且不严重，但是由它们导致的心脑血管疾病致残率和死亡率非常高，大家不得不防。

对于心脑血管疾病来说，预防是最重要的，控制血压和血脂是关键。我们能做的，是养成良好的生活方式，要坚持运动、戒烟少酒、控制饮食总量、调整饮食结构、减少钠盐摄入。

在此基础上，我们还可以通过补充一些特定的营养素来保护血管，这里给大家简单介绍几种：

首先是多吃富含精氨酸的食物，因为富含精氨酸的食物有助于调节血管张力、抑制血小板聚集，减少血管损伤。这类食物主要有海参、泥鳅、鳝鱼及芝麻、山药、银杏、豆腐皮、葵花子等。

　　其次是含有叶酸的食物，叶酸有利于降低血液中同型半胱氨酸的水平，防止血管发生硬化和阻塞。叶酸广泛存在于绿叶菜和豆类中，不过很容易被破坏，所以吃蔬菜时要减少烹饪时间。

　　再次是花青素，这是一种强有力的抗氧化剂，可以降低血液中胆固醇水平，促进血液循环，起到为血管"保鲜"的作用。紫色的果蔬，比如葡萄、紫薯、茄子、紫甘蓝、蓝莓等食物中都富含花青素。

　　然后是Ω-3脂肪酸。它是一种不饱和脂肪酸，主要分为α-亚麻酸、二十碳五烯酸（EPA）和二十二碳六烯酸（DHA）三类，都有较强的调节血脂作用，对心脑血管十分有益。沙丁鱼、三文鱼、金枪鱼等深海鱼类及其鱼油，都富含Ω-3脂肪酸。

　　最后一个是大家熟悉的维生素C和维生素E，它们都是很强的抗氧化剂，可以促进胆固醇的排泄，防止其在动脉内壁沉积。新鲜蔬菜和水果大都富含维生素C，坚果、谷物胚芽等都是维生素E的来源。

　　大家可以根据我上面介绍的知识，给自己制定保护心脑血管的功能性食谱，这里给大家介绍两道食谱作为参考：

【芦笋三文鱼】

　　材料：三文鱼200克，芦笋80克，橄榄油、黑胡椒粉、精盐各适量。

　　做法：把烤箱预热，设定为200℃，烤盘底用箔纸垫好。芦笋放入烤盘，加入橄榄油、黑胡椒粉、精盐，拌一拌入烤箱烤10分钟；烤箱230℃预热，三文鱼表面刷一层橄榄油，撒上适量胡椒粉和精盐，放到锡纸上包好，放入烤箱中层烤大约25分钟即可。

营养师提醒：如果大家愿意，芦笋和三文鱼都可以生吃，但还是建议老年人吃熟食。这道菜原本是西餐，使用迷迭香、百里香、柠檬汁等很多香料，这里是简化版，更适合老年人食用。

【坚果水果酸奶沙拉】

材料：哈密瓜、奇异果、火龙果、葡萄或其他水果各适量，核桃仁、大杏仁、开心果、腰果或其他熟坚果仁各适量，原味酸奶1盒。

做法：哈密瓜去皮去籽，切片。奇异果去皮，切片。火龙果切开，用挖球器挖出果肉。葡萄上撒些面粉，再用清水洗净沥干。将所有水果放入器皿，撒上坚果仁，淋上原味酸奶即可。

营养师提醒：这个沙拉大家可以选择适合自己体质，并且适合一起食用的蔬果自行搭配。

8. 关注免疫力，身体硬朗全靠它

有一句话是这样说的："老年人的心情，就是老年人的免疫力。"心情不好，压力大，就容易生病。但除了心情好，我们还得吃好喝好，这样才能使免疫力变得更好。因为免疫细胞和体内体外的细菌病毒作战喜欢的动力都需要从食物中得来，所以，吃什么不吃什么、怎么吃、吃多少，对免疫力的影响是非常大的。

首先，均衡营养是免疫力的基础。到目前为止，科学家发现，为了维护人类的生长发育与健康，人体每天必须从食物中补充蛋白质、糖类、膳食纤维、脂肪、维生素、矿物质、水等七大类共46种必需营养素。这46种必需营养素环环相扣，结成一片细致缜密的网络，构成了人体生命健康的基础。因此，我们必须同时均衡补充这些营养素，才能加强人体的自我修复能力，保持免疫力的平衡状态。这也是为什么我会一直强调，要饮食多样化，要营养均衡。

但是，并不是多补充营养就可以提高免疫力，有营养的东西也不是吃得越多越好。想要提高免疫力，加强营养是必需的，但营养摄入绝非多多益善，关键还是要全面且均衡。尤其对老年人来说，太多的营养摄入会加重身体负担，存积过多的脂肪，对健康反而不利。

我们需要做的是，保证必需营养素的摄入，然后格外关注一些容易缺乏的营养素，适当用一些功能性食谱补充针对某些疾病的营养素。比如，钙、锌、赖氨酸、铁在我国的常规食物中缺乏比较严重，所以需要注意多补充。

在免疫力方面，建议老年人在保证优质蛋白质、多吃新鲜的绿叶蔬菜和水果的基础上，可以适当多吃一些富含维生素E、维生素C、β-胡萝卜素、铜、硒等营养素的食物，它们有抗氧化的作用，可以对老年人起到保护作用。随着年龄增长，不断蓄积的自由基会损害体内细胞，破坏免疫系统，而抗氧化的营养物质能帮我们清除自由基。

从牛奶、鱼、土豆、豆类、花椰菜、胡萝卜、柑橘、樱桃、草莓、西瓜、番茄、坚果、绿茶等食物中，我们可以轻易摄取这些营养素。至于增强免疫力的功能性食谱，大家应该可以自己制定，这里给大家列举两道食谱：

【香菇小白菜】

材料：小白菜500克，鲜香菇100克，大蒜、精盐、白糖、鸡精、植物油各适量。

做法：小白菜洗干净摘段，香菇洗净切片，大蒜去皮剁碎备用。锅中放水烧开，把小白菜烫至断生，捞出沥干水。锅放入油烧热，把蒜末爆香，香菇放入炒片刻，洒少许水煮至软身，放入小白菜炒匀，放精盐、白糖和鸡精调味即可。

营养师提醒：香菇含有多种维生素、矿物质，对促进人体新陈代谢、提高机体免疫力有很大益处。

【西蓝花蒸蛋】

材料：鸡蛋3个，西蓝花50克，胡萝卜20克，生粉、生抽、香油各适量。

做法：西蓝花分小朵洗净，放入开水中焯烫至熟，捞出，沥干水，拌上少许生粉。鸡蛋搅打均匀，加入150毫升水拌匀，撇去表面的小泡沫。将蛋液倒入放有西蓝花的碗中，入锅蒸约15分钟，取出。胡萝卜去皮切丝，放入开水中汆烫，捞出沥干水分，放在蒸好的蛋羹上。

将生抽、香油拌匀制成调味汁，淋在蒸好的鸡蛋和胡萝卜丝上即可。

营养师提醒：这是一道营养丰富且好消化、低脂肪的菜肴，特别适合老年人经常食用。

第十五章
男士营养，提升精力防衰老

在保养身体方面，男性和女性有着天生的差别。女人并不关心自己多强壮，她们关心怎样才能更年轻美丽。男人关注的是精力充沛、充满阳刚之气。事实上也的确如此，男性和女性在生理上的差异，决定了他们在营养上的需求也不一样。这一章，我们就讲讲男性在营养方面应该关注的一些问题。

1. 青年男性，关注矿物质而不是蛋白质

和女性、老年人及中年男性相比，青年男性的一个显著特点是他们通常对饮食不那么在意，对健康也不关注，因为他们年轻，身体状况普遍良好。然而，不管是从目前的工作效率，还是未来的生活质量考虑，大家都应该更关注自己的身体和食物。

在人生的任何阶段，营养均衡都是不二准则，因此，青年男性还是要保证足够的全麦食物，大量蔬菜和水果，每天1～2次的鱼、禽、蛋，为身体提供全面的营养支持。除此之外，青年男性还要依据自身的生理特点，特别注意补充一些营养素。

首先是铬，这种矿物质能够增强机体的耐力，是维持肌肉力量必需

的矿物质之一。中国营养学会目前推荐成人每天摄入铬50微克，然而食物中的铬含量普遍偏低，一根中等大小的香蕉含铬1微克，一杯橙汁含铬2微克，500克牛肉大约含铬12微克，因此，如果不注意的话，我们每天摄入的铬基本上都是不够的。动物内脏、粗粮及坚果等食物含有比较丰富的铬，青壮年男子可以适当多吃一些。

其次是镁和锌，这两种元素对男性的性生活有利。镁除了能预防心脏病，还有助于提高男士的生育能力。绿叶蔬菜、坚果和海产品都富含镁。中国营养学会建议，成年男性每天大约需要镁350毫克，而100克小白菜含镁18毫克，大家可以自己计算一下你每天的镁摄入量是不是足够。至于锌，它是各种酶的活性成分，对调整免疫系统功能、促进生长发育十分重要。如果缺锌，容易导致阳痿。生蚝、扇贝等海产品和动物内脏中锌的含量最多。成年男子每天的锌推荐摄入量是15毫克。每100克植物性食品中大约含锌1毫克，而100克生蚝含锌71.2毫克，所以大家还是要吃一些动物性食品和海产品，否则光靠果蔬很难满足身体对锌的需求。

最后是维生素B_6和水。为什么把它们放在一起呢？因为男性患肾结石的风险是女性的2倍。为了降低患肾结石的风险，男士每天要喝足量的水，而且食物中应当有充足的维生素B_6，它可以提高机体免疫力，预防皮肤癌和膀胱癌。虽然它每天要求摄入标准不多，只有2毫克，2根香蕉就可以满足，但是如果你是从事体力劳动的男性，就需要更多的维生素B_6，因为它在体力劳动中会很快被消耗掉。一般来说，肉类、全谷类产品（特别是小麦）、蔬菜和坚果类中维生素B_6的含量较高。

在这里需要提醒大家的是，很多青年男性为了追求肌肉发达，会多吃蛋白质，甚至服用蛋白质粉，其实这是没有必要的。事实上，除非你是专业运动员，或者进行高强度的健身、训练及重体力劳动，否则并不需要额外补充蛋白质。

和女性相比，男性很少缺铁，也不必在补铁上多花心思。凡事都是过犹不及的，如果补铁太多，可能会掩盖一些由出血传递的疾病信息。女性可以通过月经将多余的铁排出，男性则不能，所以盲目补铁对健康是没有好处的。

2. 养肾，呵护男人先天之本

"肾虚"是中医的一个概念，由于种种原因被人们熟知。尤其对男人来说，如果感觉自己肾虚，不管从身体健康，还是自尊心方面考虑，都是压力很大的事情。市面上品种繁多的壮阳药，不但让人无所适从，甚至给很多人带来了身心烦恼。

事实上，中医对肾虚有非常细致的划分，绝不仅仅是单纯壮阳能够治疗的。如今临床补肾并没有成熟的研究，把肾脏健康交给所谓的补肾壮阳药，是不明智的。我们的肾脏健康，还是要交给自己来呵护，并且要用最安全的办法。

在营养学家看来，我们可以通过补充一些营养来确保肾脏的正常功能，这也是对肾的养护。我们需要确保三种营养元素充足，一种是锌，一种是番茄红素，还有一种是维生素E。

之前我们已经提过，锌有助于成就雄性之美。体内有足够的锌，才能让男性有旺盛的性欲，让性功能和生殖能力健康正常。而且，男性精液里含有大量的锌，如果体内锌不足，会影响精子的数量与品质。男性每天锌的正常需要量是15毫克，需要250克牛肉才能满足，但一只生蚝或者两三个牡蛎就可以满足了。因此，男性可以适当吃点海产品，它们的含锌量格外丰富。除此之外，猪肝、牛肉、芝麻、花生、黄豆和豆制品等，含锌也比较丰富。

至于番茄红素，它对前列腺特别有好处。番茄红素可以清除前列腺中的自由基，保护前列腺组织。这种天然类胡萝卜素主要存在于番茄、西瓜、葡萄柚等红色食品中，一个成年人每天吃100～200克番茄，就能满足身体对番茄红素的需要。由于番茄红素经过加热和油脂烹调后，才更容易被人体充分吸收，所以建议大家把番茄做熟了吃。

另外一种男性需要保证每天摄入的营养素是维生素E，它的水解产物是生育酚，是最主要的抗氧化剂之一。生育酚能促进性激素分泌，使男子精子活力和数量增加，可以用于防治男性不育症。日常生活中含有维生素E的食物比较多，比如果蔬、粗粮、坚果、瘦肉、乳类、蛋类、植物油等，都含有维生素E，一般倒也不会缺乏。

为了肾脏的健康，我们除了要养成良好的生活习惯，不给肾脏带来过重负担，还要保证上述营养素的摄入，给肾脏更好的防护。这里给大家推荐两道食谱：

【蒜蓉烤生蚝】

材料： 生蚝500克，大蒜1头，香葱、料酒、鸡精、黑胡椒、精盐、辣椒各适量。

做法： 生蚝外壳刷洗干净，用刀子从开口处用力撬开，剔出生蚝肉略冲洗，放入碗中滴少许柠檬汁。大蒜剁成蓉待用。蚝肉中加入少许精盐、鸡精、料酒、黑胡椒、蒜蓉拌匀，腌制5分钟入味。将蚝壳冲洗干净待用，将腌制好的蚝肉放回蚝壳内，放在烤架上。烤箱预热190℃，放入中层，烘烤10分钟，烤好后，撒上香葱碎、辣椒即可。

营养师提醒：如果你喜欢海鲜的鲜味，也可以省略腌制的步骤。如果没有烤箱，也可以用蒸锅蒸熟。

【羊肉烧土豆】

材料：羊肉500克，土豆500克，胡萝卜100克，大葱、生姜各10克，料酒、酱油、白糖、精盐、植物油各适量。

做法：羊肉切小块，浸泡3个小时左右，下锅焯水。葱切段，姜切片。锅中放油烧热，放入葱、姜，将焯好的羊肉放入，翻炒片刻后加入料酒、酱油、白糖、精盐及水。大火烧开后，转小火煮大约40分钟，羊肉八成熟的时候，放入切好的土豆块一起炖煮，直到羊肉熟烂，收汁即可。

营养师提醒：羊肉是温补、强身的上品，这道菜肴特别适合男士在冬天享用。

3. 滋补强壮，不是想补就补

我相信大家身边一定有这样的男人，他们认为强身健体最重要的就是补，要吃补药、补品，尤其是补肾药，因为他们认为肾是根本。

于是，你会看到越来越多的人加入补肾的大军之中：中青年人事业繁重、工作疲劳、身体虚弱需要补肾；老年人肾气本虚，更应该补肾；就连上学的学生，在家长的带领下也来到亚健康门诊，述说自己的孩子气色不佳、身体虚弱、眼泡浮肿、眼眶发黑，担心孩子肾虚，请求大夫开具补药。

这种做法是不对的。一个健康的人，身体内部本来处于平衡状态，无论吃了什么补药，都会对体内原本的平衡造成影响，可能会导致病症的出现。当然，真正健康的人可能为数不多，但擅自服用补肾药或者保健品，对于身体来讲，极有可能是弊大于利。

疲劳、年龄，都不是界定补肾的标准。如果不需要补肾的人吃了补肾药，不但会出现许多不良反应，还会加重病情，可谓弄巧成拙、雪上加霜。只有真正肾虚，才需要补肾。

可是对于自己是否肾虚，很多男性朋友羞于启齿。当自己觉得力不从心、阳痿无力后，就开始琢磨着有哪些方法可以重振雄风。很多年轻人一出现早泄就怀疑自己肾虚，于是就到处购买各种补药，甚至听信江湖游医的鬼话，结果常常补得鼻孔出血、牙龈红肿、出现"上火"现象。

还有一些男性，盲目服用补肾壮阳的中药，比如牛鞭、鹿茸等。这些药物里含有一定的雄性激素。如果是激素水平正常的男性，最好不要乱补雄性激素，这可能会对心脏和肝脏有损害。虽然表面上看起来雄性激素能让你大展雄风，但对身体是有潜在伤害的。比如一些运动员服用的兴奋剂，里面就含有雄性激素成分，虽然能提高运动能力，但对身体的伤害也很大。而且外来的激素补充多了以后，大脑就会抑制垂体，使自身睾丸分泌的激素减少。时间长了，身体分泌激素的功能减退，这样一来，就真的麻烦了。

也有不少人知道药有不良反应，而食补是最为绿色、安全有效的补肾方法。我不止一次听到有男士半开玩笑地说："吃点腰子补补肾去。"虽然是开玩笑，但也代表了很多人的看法。

男士们似乎普遍相信，肾好身体才能好，阳刚之气才充足。其实绝大多数年轻人什么都不虚，根本没有必要进补。

不管怎样，即便食补很安全，不虚就不要乱补，而是要侧重养护，通过营养、运动等方式来预防肾虚的发生，延缓自身的衰老。如果真的肾虚，不管看中医还是西医，都要弄清楚自己到底是哪里有问题，这样医生才能给出有效的对策。

4. 健康备孕，提高精子数量和质量

备孕绝对不仅仅是女人的事情，为了生出健康聪明的宝宝，准爸爸们也要做好准备工作。很多男士知道备孕之前需要戒烟、戒酒，但是大家可能不知道，为了拥有更好的精子质量，我们也要补充足够的营养。

尤其是我们这个时代，男性精子质量堪忧，所以这更是一个大家必须关注的话题。世界卫生组织2010年发布的第五版《人类精液处理和检验实验室手册》中，对精液质量评估标准进行了下调，因为全世界男性的精子质量都在下降。与三四十年前相比，男性每毫升精液所含精子数量已从1亿个左右降至2000万～4000万个，这个数据是相当惊人的。

而中国人口协会在2012年末发布报告称，中国不孕不育患者已超过4000万，占育龄人口的12.5%，其中25～30岁的人居多；而在30年前，这

个数字仅为3%。人口和计划生育委员会科学技术研究所则发现，我国男性的精液质量正以每年1%的速度下降，精子数量降幅达40%以上，司机、白领等更是不育的高发人群。所以，提高男性的精子质量，变成了一件非常重要的大事。

为此，除了养成良好的生活习惯，想要提高精子的质量和活力，我们还需要保证下面这些营养素的摄入，它们分别是精氨酸、维生素E、锌、钙和果糖。

首先是精氨酸，它是精子蛋白的主要成分，有促进精子生成，提高精子运动能力的作用。它虽然重要，但是由于在人体内可以自然产生，所以是一种非必需氨基酸，一般也不会缺乏。它的来源非常广泛，可以从任何含有蛋白质的食物中摄取，比如肉、禽、奶、鱼等。

其次是维生素E，在前面我们讲过了，它有调节性腺和延长精子寿命的作用。维生素E可以改善血液循环，提高毛细血管，尤其是生殖器官部位毛细血管的运动性，可以提高性欲，增加精子的生成，所以也是男性备孕时必不可少的营养素。

再次是锌元素，前几节我们已经屡屡提起，它大量存在于男性睾丸中，参与精子的整个生成、成熟和获能的过程，可以帮助维持男性正常的生精功能。一旦缺锌，就会导致精子数量减少、活力下降、精液液化不良，甚至可能导致男性不育，所以，补锌绝不仅仅是儿童的事，男性一定要多注意。

然后是钙，它的作用绝不仅仅是保持骨骼强健，对于精子的运动、获能、维持透明质酸酶的活性及受精过程，钙都起着举足轻重的作用。如果缺钙，会让精子运动迟缓，精子顶体蛋白酶的活性降低，因此，好好补钙也有助于提高精子质量。

最后是果糖。精子的活动与精液中含果糖的数量有关，如果精液中果糖含量低，很容易引起死精症。幸好，在蜂蜜及各种水果中，都含有丰富的果糖，只要肯吃水果的男性，一般不会缺乏。

当然，提高精子质量这件事跟身体其他任何方面的健康一样，都是不能临时抱佛脚的。青年男性需要在日常生活中一直了解相关知识，并且有意识地去做，这样在真正备孕的时候，才可以有效避免出现精子质量太差的烦恼。

这里我特别给大家推荐泥鳅。俗话说"天上的斑鸠，地下的泥鳅"，泥鳅得到这样的称赞和"水中人参"的美誉，绝对不是浪得虚名。它是一种味道鲜美、营养丰富的低脂、高蛋白食物。尤其是泥鳅富含亚精胺，亚精胺是精子的主要成分，能促进人体胚胎细胞分裂和发育，延缓和逆转衰老，增加皮肤弹性和湿润度。除此之外，泥鳅体内的磷酸甘油酸变位酶是人类特有的，能提高染色体的显性遗传，是优生优育的首选食物。这里给大家介绍两道食谱：

【泥鳅豆腐煲】

材料：泥鳅150克，豆腐1块，生姜、大葱、精盐、植物油各适量。

做法：将豆腐切成小块，除去泥鳅的肋及内脏并清洗干净，生姜切丝，大葱切末。油锅烧热，将泥鳅略煎一下，放入砂锅。然后放豆腐、姜丝，加适量清水，大火烧开后小火煮20分钟，再放入葱花、精盐，稍煮一下即可。

营养师提醒：一般清洗泥鳅，可以把活泥鳅放清水中，滴几滴植物油，每天除去污水，换清水，待它排去肠内泥水异物后洗净即可。

【生姜泥鳅汤】

材料：泥鳅250克，生姜、精盐、白酒各适量。

做法：泥鳅清洗干净，生姜切丝。把泥鳅切好洗净，下油锅和姜丝一起煎至呈金黄色。另起锅，加入适量清水和酒，放入泥鳅，用小火煮至汤呈奶白色，加入精盐调味即可。

营养师提醒：建议采用清蒸或炖煮的方式烹调泥鳅，这样能够较好地保存其营养价值。

5.人到中年，要控制热量、营养

香港作家董桥有一篇写中年的文章，说"中年最是尴尬""中年是下午茶，忘了童年的早餐吃的是稀饭还是馒头；青年的午餐那些冰糖元蹄、葱爆羊肉都还没有消化掉；老年的晚餐会是清蒸石斑还是红烧豆腐也没主意；至于80岁以后的消夜就更渺茫了：一方饼干？一杯牛奶？"

中年是不是下午茶，每个人心里有自己的想法，但它肯定是人生的分水岭，不管是工作、生活，还是身体、心理，都面临着或大或小的变化。这一时期的饮食，也要有它特有的原则。

第一条原则就是要开始节制饮食，控制总热量。因为你的新陈代谢速度已经不像少年那样快，肌肉和组织活动相对减少，所以脂肪更容易累积。大腹便便不应该是中年的标准形象，为了避免肥胖及肥胖带来的各种疾病，我们需要控制体重，也就是说，要控制每天摄取的总热量。

在减少总热量的基础上，要保证摄入适量的优质蛋白质，多吃营养密集的食物，这是第二条原则。蛋白质的重要性不需要我再强调了，即便是消化功能不好的老年人，蛋白质也是必须保证的营养素。对于中年男人来说，由于每天摄取的总热量受限，那么你就要保证每天的食物中要包含深绿色、深橘色的蔬菜和水果，全谷类、豆类、奶制品，它们统称为"营养密集的食物"。

第三个原则是选择低糖、低脂、低胆固醇食物。为了防止年老以后出现心脑血管方面的疾病，从中年时期我们就要注意选择低糖、低脂饮食。吃糖过多有损健康，因为不仅容易肥胖，还会增加胰腺的负担，容易引起糖尿病。脂肪摄入量应该限制在50克左右，来源最好是植物油，至于动物脂肪、内脏、鱼子、乌贼和贝类含胆固醇比较多的食物，吃的时候要节制，不能过量。

最后一个原则是少盐、高钙，为年老存好骨本。众所周知，丰富的钙质是预防骨质疏松症的良方。既然是预防，肯定要在出现前就开始做，所以，从中年阶段我们就要注意通过饮食摄取足够的钙质。牛奶、海带、豆制品，以及新鲜的蔬菜和水果，都是需要保证的食物。至于为什么要少吃盐，除了保护血管、避免高血压以外，盐的摄入量越多，尿中排出钙的量越多，钙的吸收也就越差。也就是说，少吃盐就等于补钙。我们应该遵循世界卫生组织的建议，每人每天将食盐摄入量控制在5克以下。

6.减脂轻身，远离大肚子和心脑血管疾病

大家不要以为肚子大只是不好看，这种肥胖类型叫向心性肥胖，表现为人体形最粗的部位是在腹部，腰围往往大于臀围。这种肥胖型不仅不好看，而且出现各种并发症的危险性较高，出现动脉硬化、脑卒中、高血压、冠心病、糖尿病、高脂血症等各种症状的危险性，大约是全身匀称性肥胖者的2~3倍，而且腰围越粗，危险性越高。如果腰围特别粗，大家一定要注意减下来。如果还没有出现，就一定要注意避免。

因为中年男性特别容易出现向心性肥胖，所以在注意减少热量摄取、低脂饮食的同时，还要在饮食上采取措施，让自己减掉腹部脂肪。

第一是要节制饮食，少吃动物脂肪、糖和米面等淀粉类食物。很多人肚子上的赘肉，不是因为别的，正是由于热量摄取过多，剩余的热量转化为脂肪在身体上储存起来。但这并不是说就要拒绝米面，高糖糕点、冰淇淋、糖果等尽量不要吃，但正常的主食是没问题的，只要控制摄入量，不要吃得太饱，吃到七分饱就可以了。

第二是要多吃蔬果，它们通常热量都不高，而且膳食纤维丰富，对于促进肠胃蠕动很有好处。膳食纤维还可以缩短胃排空时间，减少脂肪和糖的摄入。让水果和蔬菜占你日常饮食的很大一部分，才是理想的减肥食谱。美国国家健康协会鼓励男人每天吃5~9份水果和蔬菜。不过，他们的计量方式比较特别，一份水果是"新鲜水果1/2杯或水果干1/4杯"，一份蔬菜则是"煮熟的蔬菜1/2杯或生蔬菜1杯"，1杯约为240毫升。

第三是要多喝水，可以在水中加点柠檬。每天至少喝2升水，不仅可

以帮助你将身体中多余的盐分排出去，还能让你的身体停止"膨胀"。柠檬富含维生素C和各种酸性物质，对于消减和溶解脂肪非常有用，经过适当的调配，清肠减肥的效果相当好。每天喝点柠檬水，对于减掉肥肉很有帮助。

第四是要少吃盐。高盐饮食不仅仅和高血压有关系，还容易让人肥胖。如果每天少摄取些盐分，可以减缓水肿和腹部膨胀。但是大家注意，我们每天摄取的盐分，不仅仅是炒菜时放的盐，还包括咸菜、香肠、火腿等加工过的食物中的盐。

第五是要采用"减脂"烹调法。首先是炒好菜之后，把菜锅斜放两三分钟，控油以后再装盘；其次是煲汤之后，要撇掉上面的油；最后是要把煎炸改成烤制，或者干脆采取不用油或少用油的烹调方法，比如蒸、煮或者生吃。

如果条件允许，大家可以采用少吃多餐的方法，每天在三餐之外各有一顿加餐，减少正餐的分量，减缓进餐的速度。这样不仅可以让你的食量减少，还可以使你不受饥饿的折磨，这样才能让你的减脂行动更容易坚持下去。

🥕 7.饮酒抽烟后，学会照顾自己

"抽烟有害健康"和"不要过量饮酒"，这两句话恐怕谁都知道，但这也挡不住大家抽烟喝酒的步伐。抽烟的人照样吞云吐雾，喝酒的人依旧觥筹交错。不管这是出于社交需要不得已而为之，还是自己的个人爱好，抽烟喝酒过后，我们都要试着减少对身体的伤害，尽可能地照顾好自己。

　　抽烟会对肺造成伤害，这是常识，但大家可能不知道，香烟中的有害物质被血液吸收后，还会引发心血管疾病。苹果、枇杷、罗汉果、百合、萝卜、川贝、雪梨和白果等能清咽利喉、止咳化痰的食物，大家可以适当吃一些。建议抽烟的男士时常喝一些银耳百合汤、蜂蜜、萝卜汤、枇杷露等，帮助排出毒素和体内垃圾。

　　经常吸烟的人体内维生素C的消耗比较大，还要多吃一些富含维生素C的食物；维生素E能有效抑制致癌物质苯并芘与DNA的结合，长期吸烟的人可以多吃一些富含维生素E的食物；长期吸烟的人血液中的硒元素含量会大大下降，这是一种有防癌抗癌作用的微量元素，因此长期吸烟的人也应该多吃一些富含硒元素的食物。

　　至于饮酒，如果适度，对身体并不会带来什么危害，但过量饮酒，就会对身体产生巨大的危害，特别是对消化道、肝脏的损伤尤为严重。如果饮酒过量，建议大家吃下面的蔬果。

　　番茄富含特殊果糖，能促进酒精分解；西瓜清热去火，能使酒精快速随尿液排出；芹菜中含有丰富的B族维生素，能分解酒精；葡萄中含有丰富的酒石酸，能与酒中的乙醇相互作用形成酯类物质，达到解酒目的；香蕉能增加血糖浓度，降低酒精在血液中的比例，达到解酒目的，同时还能消除酒后心悸、胸闷等症状；橄榄自古以来就是醒酒、清胃热、促食欲的"良药"，既可直接食用，也可以加冰糖炖服。

　　如果你经常饮酒过量，可以在平时多护理肝脏。平时一定要多吃维生素C含量高的水果，B族维生素能保护消化系统，也可以多补充些。日常饮食，还要注意避免油腻。

　　无论如何，不管我们怎样用食物来弥补，都不可能完全消除抽烟饮酒对身体的不良影响。所以，还是劝大家一句可能你根本不会听的话，为了身体健康，尽量戒烟少酒。另外，这里还是给大家介绍两道食谱：

【无花果杏仁猪肺汤】

材料： 猪肺200克，杏仁10克，无花果10个，精盐适量。

做法： 把猪肺洗干净，在开水里焯掉血水，用凉水洗净。无花果和杏仁洗净，猪肺切厚片。把猪肺和无花果、杏仁一起，加适量水，大火烧开后转小火煲3个小时以上，最后加精盐即可。

营养师提醒： 无花果擅长清热、解毒、消肿，这是非常润肺的一道汤，很适合烟民。

【解酒浓米汤】

材料： 大米100克，水适量。

做法： 把大米浸泡1个小时。将大米和水放入锅中，大火烧开后，用小火熬制15分钟即可。

营养师提醒： 食用的时候，舀出上面的浓汤喝，米汤里富含多种糖及B族维生素，有解酒、解毒的功效，酒后喝碗浓米汤可以更快解酒。

8. 男人压力大，吃些舒缓情绪的食物

现代人的生活压力越来越大，工作的压力、生活的烦恼、朋友的矛

盾、职场的竞争，每个人心里似乎都有一座无形的大山，压得人喘不过气来。男人更是如此，毕竟社会对他们的期望更重，他们的心理压力也就更大，于是，烦躁、焦虑、失眠等问题就接踵而至。这时候，需要一些能够帮忙安神的食物。

从营养学角度来看，减压必备的营养素是镁。镁是重要的神经传导物质，它能够和钙、钾离子协同维持神经肌肉的兴奋性，可以让肌肉放松下来。血液中镁过低或钙过低，肌肉兴奋性都会增高，反之则有镇静作用，所以，充足的镁可以让肌肉松弛，让人更平静。

著名的"快乐水果"香蕉就含有丰富的镁元素，而且它能促进大脑分泌内啡肽化学物质，缓和紧张的情绪，所以工作压力比较大的男性朋友不妨多吃点香蕉。

除此以外，我们日常的食物中，豆类、坚果、燕麦饼、烤白薯、花生酱、全麦粉、绿叶蔬菜和海产品，以及柚子、柠檬、苹果等水果，都含有丰富的镁。

如果说镁能改善低落情绪，那么能传递快乐信息的就是 $\Omega-3$ 脂肪酸了。血液中 $\Omega-3$ 脂肪酸含量较低的人，往往比较容易冲动，对未来更消极。$\Omega-3$ 脂肪酸可以通过阻断神经传导路径，增加血清素的分泌，不断向神经递送出快乐的信息，让你的心情更平静愉快。

补充 $\Omega-3$ 脂肪酸的最好方式是吃一些比较肥的海鱼，比如金枪鱼、鲱鱼等，或者是开心果、核桃、瓜子等坚果。不开心的时候，吃点开心果、杏仁、腰果等坚果，也可以很好地舒缓紧张情绪，它们是不错的零食。这里也给大家介绍两道美味食谱，让你在享受美食的时候，心情更愉悦：

【清蒸螃蟹】

材料：大闸蟹8只，黄酒50毫升，大蒜、生姜、米醋各适量。

做法：先把蟹钳掰掉，用工具将蟹钳外壳夹裂，用干净牙刷将螃蟹刷干净，再把螃蟹盖揭开，把身体一分为二。切蒜蓉，将蒜蓉撒在螃蟹上，上锅大火蒸10分钟左右即可。生姜切丝放在碟中，倒入米醋，吃的时候蘸食。

营养师提醒：螃蟹和鲶鱼、鳕鱼、比目鱼等低汞鱼类一样，会让你更快乐。大闸蟹最好的烹饪方法是蒸，根据个的大小，一般要8~10分钟，最大的蟹15分钟也就熟了，不用蒸太久。

【水果麦片粥】

材料：干麦片100克，牛奶50毫升，水果共50克，白糖适量。

做法：将干麦片用清水泡软，水果洗净切碎。将泡好的麦片连水倒入锅内，放在火上烧开，煮7分钟后，加入牛奶，略煮至将要烧开时，加入切碎的水果、白糖略煮一下，盛入碗内即可。

营养师提醒：水果可以选择自己喜欢的种类，对于喜欢甜食的人，是能让人开心的极佳早餐。

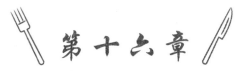

第十六章
上班族营养，摆脱亚健康是关键

上班族基本都是中青年男女，除了要遵循各自性别、年龄段的饮食准则以外，这个群体在营养方面还有一些要格外注意的事项。此外，工作性质不同，他们需要补充的营养也各有侧重，脑力劳动者和体力劳动者需要关注的营养重点就不一样。不管怎样，他们共同需要关注的是不要为了工作忽略健康，不管多忙多累，饭都是要好好吃的。

1. 如何合理安排三餐

如果你是一个上班族，很有可能过着"凑合吃两口早餐或者不吃，午餐在外面随便吃点，晚上回家了好好吃一顿"的生活。与此同时，你一直受到的教育却告诉你"早餐要吃好，午餐要吃饱，晚餐要吃少"，就这样，一边纠结着，一边继续着。

事实上，早餐没有你想象的那么重要。虽然关于早餐好处的文章铺天盖地，但英国巴斯大学营养学系教授詹姆斯·贝茨发现，与此相关的几乎所有实验都是观察性的，既缺乏对照组，又缺乏机理研究，得出的结论并不可靠。于是，詹姆斯·贝茨决定用更加科学的方法研究，结果发现，早餐的重要性似乎没有大家想象的那么大。不吃早餐，除了不利于控制血糖，容易诱发糖尿病之外，并没有那么多坏处，吃早餐也没那么多好处。他认为这很好解释，因为古人最普遍的状态就是饿肚子，所以人早已进化出一套精确的调节系统。

当然，我这么说，并不是说早餐不重要。只是想让上班族知道，假如你不那么贪睡懒觉，最好早起做点早餐吃。但假如你坚决不肯留出早餐时间，那么就不要一直内疚或者坚信自己这样做对身体不好，这样更不利于健康，毕竟，情绪对健康也是有影响的。

虽然早餐吃不吃对健康没有至关重要的影响，但午餐凑合是肯定不对的，晚餐吃得太丰盛更不好。尤其是如果你吃完晚餐没多久就要休息，那就更不应该吃太多。

一般来说，如果询问关于一日三餐的热量摄入比例，你会得到3∶4∶3的建议。关于一日三餐怎么安排，这里我给大家一些具体建议。

首先说早餐。你认为牛奶加鸡蛋是完美的早餐吗？不是这样的。一份理想的早餐，最好能够包含下面四类食物：碳水化合物类，比如面包、馒头、粥；蛋白质类，主要来源是瘦肉、禽蛋；维生素和无机盐类，主要是新鲜蔬菜和水果；牛奶、奶制品和豆制品。这四类食物中，至少要有三类，才算是合格的早餐。牛奶加鸡蛋只具备其中两类，是不及格的。

需要注意的是，虽然理论上我们应该多吃蔬果，但是早餐吃水果的时候，不适宜吃太多，新鲜蔬菜倒是不妨多吃一些。早餐摄入的热量，占全天总热量的30%比较合适。

然后是午餐，午餐是一天中最重要的一顿饭。理想的午餐，要包含充分的热量和丰富的营养素，可以多吃点肉类、鸡蛋等含热量较高的食品。

当然，蔬菜和主食也是必不可少的，蔬菜尽量选深颜色的。午餐倒也不一定每天都有肉，但每周至少应该吃两三次。

如果条件允许，建议主食可以是双色米饭，比如大米掺小米，大米掺紫米，也可以是花色馒头，比如玉米面花卷、小米面馒头等，目的是吃一些粗粮。

至于晚餐，不适合多吃含蛋白质和脂肪的食物，应该以容易消化的谷物类、蔬菜类为主。晚餐食谱中，一半的位置应该留给水果和蔬菜，1/4是低脂蛋白，剩下的是粗粮食品，比如糙米或全麦面食。

总而言之，每天饮食最关键的原则是营养均衡，各种营养素都要摄取。只有对各种食物进行合理搭配，才能满足人体对各营养素的需求，让身体处于一个良好的状态，大家可以根据自己的情况合理搭配。

🥕 2. 主食副食，不可以本末倒置

这个问题主要是针对白领女性的，大多数男性由于对热量需求比较高，所以不会拒绝主食。但对于女性，尤其是活动量比较小的女性，对热量的需求比较低，再加上追求身材苗条，很容易用丰富的副食取代主食。

根据《2011中国白领膳食健康白皮书》的数据，通过对北京、上海、广州、深圳、杭州5个城市共1500名25～40岁的白领调查显示，近40%的白领膳食结构不合理，尤其主食摄入不够。39%的白领每天吃的主食不足250克，其中女性比例明显高于男性。同时，白领主食摄入量正在逐年减少，原因分别是有59%的人因为"减肥，担心长胖"，27%的人认为"感觉少吃主食没关系"。

这显然是不正确的观念。主食之所以叫主食，顾名思义，它应该是主要的食物。虽然人类文明发展到今天，我们的体力消耗似乎没有祖先那么大，但机体的所有活动同样需要主食提供热量。

我们的膳食中，大约一半的热量是由碳水化合物提供的，而主食是碳水化合物的主要来源。膳食中碳水化合物过少，会造成膳食中的蛋白质浪费、组织蛋白质和脂肪分解增强，以及阳离子的丢失等。尤其是当你用动物性食品代替主食的时候，就更糟糕了，因为动物性食品摄入过多对心血管非常不利。

假如不吃主食，既不利于肠胃健康，也不利于营养均衡。由于碳水化合物是身体的燃料，即便没有体力劳动，可大脑也要用它作为能量的来源，所以，不管是体力劳动还是脑力劳动，你都需要主食提供的热量。

每一个成年人每天应该摄入250～400克的谷类、薯类等主食，而且要注意粗细搭配，其中最好要有50～100克粗粮。如果每顿能吃两种以上的主食，比如绿豆粥、八宝饭，那就更好了。

需要注意的是，食物中的碳水化合物有以下三类：淀粉类、膳食纤维类、糖类（单糖、双糖）。在自然界中，有许多食物富含淀粉和食物膳食纤维，比如全麦面粉和其他谷类、豆类、块茎类（如土豆）植物等，它们含有重要的维生素、微量元素和膳食纤维，这些物质都对身体健康十分重要。而那些富含精制糖的食物，如含糖的饮料，却仅含极少的必需营养物质。选择那些加工较少的食物，是我们选择淀粉类食物时需要注意的。

3. 招待应酬，你也能尽量吃得健康

每当我叮嘱很多年轻人少吃高油、高盐食物时，总会听到这样一句无奈的话："唉，没办法啊，人在职场，应酬不可挡。天天在外面吃饭，哪儿由得我呀。"我想很多人的确是有这种苦衷。于是，在日复一日的应酬中，"富贵病"患者越来越多。尤其是那些大腹便便的男性，更容易被"三高"盯上。

可是，应酬不能不参加，身体也不能不要，怎么办呢？这里我给大家几点建议。

1. 赴宴之前先吃点东西垫底

如果条件允许，办公室里可以放点健康零食，比如牛奶、酸奶、全麦面包、苏打饼干、坚果、水果干等，或者新鲜水果。赴宴之前吃一点，可以增加饱足感，避免在宴席上摄取过多的肉类与油脂。

2. 点菜时多注意烹饪方法

中餐烹调方式很多，优先选择清蒸、水煮、清炖、烤、凉拌的烹调方式，酥炸、烤、红烧，或者勾芡的汤类都应尽量避免；如果吃西餐，一定要提高蔬菜的比例，多点沙拉，吃牛排时，配菜可以选择米饭、面条，不要选择薯条等油炸食物；日本料理比较清淡，但也要尽量少点油炸食物。

3. 肉类食物，每样只吃一点

对于整天要参加大鱼大肉饭局的人来说，实在拒绝不了饭局，那我们就只能少吃一点，每样菜吃一筷子就够了，尤其是鸡、鸭、肉等动物性食物要避免过量。

蛋白质和脂肪虽好，摄入过多身体也受不了。建议大家少吃油炸的菜肴，或者将裹粉及肉类的外皮去除，而汤汁、浓汤和菜汁也尽可能少喝。

4. 尽可能多吃蔬菜

不管哪类餐厅，多点蔬菜、清汤不会错，甚至可以先上汤品。

一般来说，豆制品和鱼类、蔬菜和水果可以适当多吃一点。蒸、煮的食物更是可以放心吃，例如清蒸鲈鱼等。如果是佛跳墙这样的菜，大家可以吃里面的冬笋、香菇、鹌鹑蛋。

假如桌子上的菜口味较重，放盐比较多，那么大家可以多吃一些含钾较丰富的蔬菜，比如紫菜、海带、香菇、芦笋、豌豆苗、莴笋、芹菜等，它们能帮助人体排出多余的钠。

总而言之，尽可能多吃蔬菜，蔬荤比掌握在3：1到4：1，这样即使脂肪吃多了，也能随蔬菜中的膳食纤维排出体外。

5. 饮料的选择

如果能不喝酒，最好选择矿泉水或者柠檬水、菊花茶、无糖的乌龙茶、酸奶等健康饮料；如果需要喝酒助兴的话，就多加一些冰块，有助于降低酒精的摄取量。而且，选择红葡萄酒更好一些。

如果餐后去唱KTV，请尽量不要选择啤酒。至于小食最好选择水果拼盘、毛豆、坚果等零食。薯条、薯片和爆米花应尽量少吃。

在整个饭局过程中，一定要细嚼慢咽，这样会让饱腹感的信息有时间传递到大脑，让你不至于摄取过多热量。

4. 工作日的午餐，怎么吃才健康

上班族工作日的午餐，要么在单位食堂解决，要么带饭，要么去外面吃快餐，很少有人有时间回家吃饭。因此，工作日的午餐问题需要单独拿出来讲一讲。

不管是吃食堂还是吃快餐，卫生问题暂且不论，食品添加剂也暂且不谈，从营养方面考虑，最大的问题是"重口味"。食物中放了很多调味料和食盐，虽然会让食物的味道更好，但高油、高盐、高糖的饮食模式，时间长了，会对血脂、血压、血糖带来不利影响。

尤其是洋快餐，具有"三高"和"三低"的特点，即"高热量、高脂肪、高蛋白质"和"低矿物质、低维生素、低膳食纤维"，因此国际营养学界称其为"垃圾食品"。如果你工作午餐喜欢吃洋快餐，最好能改改这个习惯。

如果工作日经常在外面吃饭，日式午餐是比较健康的，因为油盐比较少，而且普遍有鱼虾、海藻，鱼虾可以提供优质蛋白，海藻含有天然粗纤维和微量元素；如果你喜欢吃西餐，法国菜要比美国菜的分量更少一些，而且你最好能吃点蔬菜沙拉；如果吃中餐，荤素搭配的菜肴比红烧肉之类的纯肉菜更健康，不推荐大家吃盖浇饭，它的汤汁会让你无意中吃掉太多油和盐；如果吃自助餐，一定要注意控制食量。

我们午餐最好吃些什么呢？午餐是补充能量最关键的一餐，除了要补充上午工作的消耗，还要满足下午工作的需要。因此，午餐并不适合以碳水化合物为主，因为富含淀粉的主食血糖生成指数比较高，吃完以后体内的血糖迅速上升后下降，人会感到没有力气，昏昏欲睡，影响下午的工作效率。

午餐最好以肉、鱼、禽、蛋、豆类为主，这些食物富含蛋白质和胆碱，可以让人保持敏锐的头脑，避免午后犯困。

理想的午餐是一份主食、一份名片大小的肉类、三份蔬菜、一个水果、一把坚果。事实上，这样的午餐对上班族来说几乎是一种奢望，那么，大家至少要保证主食、肉类、蔬菜这三种。而且还要注意比例，蔬菜可以多一些，但主食和肉类都不宜太多。最好经常变换菜肴的种类，不要长年累月只吃自己喜欢的那几种食物。

如果自己带饭，一定要确保公司有微波炉可以加热。主食建议大家做成杂色米饭或者杂粮面。至于菜肴，尽量选择肉食或者根茎类蔬菜，因为绿叶类蔬菜放置一段时间并且再次加热后，不仅营养损失过多，而且还可能产生有害健康的亚硝酸盐。还可以尽量准备点水果和坚果，让你的午餐更丰富一些。

5. 脑力工作者，健脑补脑、提高大脑效率

前一阵子跟一位朋友聊起天，她在一所大学教书，刚评上副教授。她跟我说，可能是前一阵子太拼了，最近老觉得心口痛、胸口乱跳。我跟她说，身体不会无缘无故有反常症状的，如果有心慌胸闷等症状，一定要引起足够的重视。

很多脑力劳动者都觉得自己天天坐在办公室里，不需要干体力活，累不到哪儿去。事实上，在健康方面，脑力劳动者比体力劳动者更让人担

心。大脑是人体最为精密的"仪器"，它劳动的时候，需要消耗大量精力，在连续的脑力劳动过程中，心血管始终处于紧张状态，容易使人疲劳。而且，很多脑力劳动者都是长期保持单一姿势，让肌肉处于持续紧张的状态，容易导致气血凝滞，大脑供血不足。时间久了，血管容易出现严重痉挛，甚至血管狭窄、心肌梗死。所以，脑疲劳是一种比身体疲劳更可怕的状态。大脑的健康保护工作，大家一定不能掉以轻心。

虽然说积极思考可以刺激脑细胞再生，恢复大脑活力，有助于延缓大脑衰老，但是过犹不及，大脑也不能过度使用。一般来说，连续工作时间不应该超过2个小时。当你眼睛感到疲乏的时候，最好停下来闭目养神，几分钟以后，往远处眺望并且深呼吸，给大脑一点休息的时间。

除此之外，我们还要供给大脑足够的营养。前面我们讲过了，身体消耗的能量主要由膳食中的糖、脂肪和蛋白质提供。大脑有点特殊，它的能量来源只有靠血液中的葡萄糖氧化供给，因此，大脑对血糖极为敏感。为什么很多人吃完饭犯困呢？就是因为餐后血糖有一个升高然后降低的过程，所以大脑会反应不够灵敏。

糖类是大脑必需的，它每天需要用116～145克的糖，我们需要保证足够的血糖浓度。这并不是说你每顿饭要吃很多主食，而是在工作时间，让血糖浓度始终保持在一个合适的水平。比如，两餐之间喝点蜂蜜水，吃点红枣、桂圆，都是不错的选择，而且不可以吃太多甜食。

除了糖类，构成脑细胞的磷脂或卵磷脂（含有不饱和脂肪酸），也是必须补充的营养物质。它们有补脑作用，能让人精力充沛，让工作和学习的持久力增强。猪脑、羊脑、鸡脑，以及鸡蛋黄、鸭蛋黄、鹌鹑蛋黄、大豆及其制品等富含磷脂的食物，植物油、葵花子、南瓜子、花生、西瓜子、核桃、鱼、虾等富含不饱和脂肪酸的食物，都是可以适当摄取的。

另外，蛋白质、维生素A和微量元素等，可以参与调节脑细胞兴奋或抑制的状态。富含维生素A的食物有动物肝脏、乳类、蛋类及胡萝卜、韭菜、海带和木耳等。

总而言之，对于脑力劳动者来说，鱼类、核桃、牛奶、鸡蛋是值得大力推荐的食物，芝麻、松子、花生、腰果、杏仁、猪脑、猪心、黑木耳、黄花菜、香菇、大豆、番茄、菜花、菠菜、柑橘、桂圆、荔枝、蜂蜜等都是不错的健脑食物，大家日常生活中可以注意选择，合理搭配。

6. 体力消耗大，要补足热量保护肌肉和骨骼

假如你每天的工作体力消耗比较大，那么和脑力劳动者主要是大脑活动不同，你是以肌肉、骨骼的活动为主，因此能量消耗比较多，身体需氧量比较高，物质的新陈代谢旺盛，这也就决定了，你的营养需求要以保证热量和保护肌肉、骨骼为主。

一般来说，一个中等强度的体力劳动者每天需要消耗 3000～3500千卡的热量，重体力劳动者每天需要消耗的热量高达3600～4000千卡，而脑力劳动者每天消耗的热量只需要2000千卡就差不多了。大家通过这个数据对比可以看出，体力消耗大的人，需要更多的热量，这就要求他们每天吃更多主食，因为每天身体所需的热量主要来源于碳水化合物。

这一点，相信大家都有体会。主食可以粗细粮搭配、花样翻新，除了馒头、面条、米饭以外，还可以做成水饺、包子、糖炸糕、肉卷等形式，多吃一些热量高的食物。

很多人觉得，体力消耗大就要多吃肉，这是不对的。因为除非是专业运动员，大多数人的蛋白质通常不需要额外补充，按照正常水平吃就可以了，中等量的肉、禽、鱼或豆类食物，加上适量的奶制品就足够了。补充再多蛋白质，如果身体不需要，也只会被转化成脂肪。

他们真正需要注意补充的，是一些微量元素，比如钙和甲壳素，用来保护骨骼和关节。钙对骨骼的作用不言而喻，摄入钙较多的男性，骨骼会相应地更为强壮。体力消耗大的人，肯定需要骨骼强健，这就要保证不能缺钙。

甲壳素这种物质，可以帮你拥有更加柔韧的关节，它可以减轻关节疼痛，并使关节的强度增强，还可以预防进行性风湿性膝关节炎等疾病。因此，甲壳素可以预防关节损伤，从而让你身手矫健。对于体力劳动者来说，这是必不可少的。

甲壳素广泛存在于昆虫、甲壳类动物的硬壳，以及菌类的细胞壁中，比如虾、蟹的外壳等含甲壳素高达58%～85%，绿藻等也含有少量甲壳素。一般人很少吃这些硬壳，但日常关节活动量大的人，需要注意补充一些。

另外，由于体力消耗大的人往往出汗比较厉害，随着汗液流失的有盐分，还有维生素，尤其是B族维生素和维生素C流失严重。假如你体力消耗比较大，就要保证每天喝足量的水，摄取足够的盐分，而且每顿饭最好保证有蔬菜和水果，确保能够供给足够的维生素。

🥕 7. 经常熬夜者，加强营养保肝护眼

熬夜和抽烟一样，谁都知道不好，但大多数人一边说它不好，一边照做不误。可能熬夜对于很多人来说已经是家常便饭，甚至早已成为习惯。尤其是年轻人，上了一天班，没空娱乐，晚上回到家，就开始上网玩游戏、看电影、刷微博、刷朋友圈，不到夜深绝不上床休息。

晚上睡得晚，第二天早上挣扎着起来，白天感觉疲倦、注意力不集中，工作时间任务没完成，又加班熬夜……如此恶性循环，肯定不会有好结果。因此，如果能不熬夜，尽量不要熬夜。当然也有不得不熬夜的时候，这种情况我们该如何补偿自己的身体呢？

首先，要补充B族维生素。因为熬夜会消耗大量的B族维生素。B族维生素是一类水溶性维生素，非常容易流失，它们在身体细胞修复中有很重要的作用。如果缺少B族维生素，细胞功能马上会降低，并且出现代谢障碍，因此多吃一些含有丰富叶酸和B族维生素的食物，例如全麦制品、牛奶、花生、核桃、番茄、绿叶蔬菜等，有助于细胞修复。

其次，为了保护视力和肝脏，要多吃蔬果。首先是橙黄色蔬果，比如胡萝卜、南瓜子等，它们含有丰富的类胡萝卜素，对保护视力大有好处；其次是绿色蔬菜，因为经常熬夜不利于肝脏的解毒功能，而蔬菜中的叶绿素可以帮助起到排毒的作用；最后是紫色水果，比如葡萄、蓝莓等，它所含的花青素对改善视力有帮助。熬夜的时候，大家不妨吃一些水果或喝些纯正的果蔬汁，这样可以帮你保持更好的状态。

再次，经常熬夜的朋友还要注意补充蛋白质。不管你是熬夜工作还

是熬夜玩耍，都要消耗更多精力，应该注意优质蛋白质的补充。很多人可能发现了，熬夜后，经常会导致食欲不振，时间长了先是影响了营养的供给，从而影响了身体机能，因此我们要多吃一些牛奶、鱼类、肉类、蔬菜，给身体提供充足的能量。

最后，就是要补充水分，记得是白开水。具体需要额外补充多少水分，要根据你熬夜的时间长短而定，一般在500~1000毫升。有些人熬夜的时候会喝大量咖啡和茶，帮助保持精力。这两种饮品在一定程度上会加快身体代谢的速度，增加水分的消耗，所以千万不要觉得喝了大量的茶水和咖啡就不需要补充水分了，你的身体同样很缺水。

8. 电脑一族，注意保护眼睛和皮肤

一提起长期在电脑前工作，很多人脑海中马上会浮现出"辐射"两个字。"辐射"一听就很可怕的样子，它让我们想起来原子弹、核辐射等，似乎每天坐在电脑前就是在慢性自杀。

其实辐射没那么可怕，或者说，我们日常遇到的辐射不可怕。跟核辐射不一样，因为核辐射从源头发射出的是实物粒子，而我们日常生活中遇到的辐射，基本都是发射电磁波。任何有温度的物质都在发射电磁波，我们压根就是生活在一个充满电磁波的环境中，小到你自己的身体、电吹风、微波炉，大到太阳光、宇宙微波，我们每个人每天随时随地都处在辐射之中。大家不必夸大电脑辐射的危害，也不能轻信所谓的防辐射药物。

但是，长期在电脑前工作，对皮肤和眼睛的伤害还是比较明显的。很多女性会有感觉，自己如果天天对着电脑，特别容易长痘痘。其实，这并

不是电脑电磁辐射带来的直接危害，而是因为电脑屏幕会产生静电，这会导致电脑吸附大量灰尘。如果你不是每天都很勤快地清洁电脑，那么当你长期对着电脑的时候，油腻的面部皮肤就很容易沾染灰尘。时间长了，就会肤色黯淡长斑、干燥缺水、毛孔变粗、痘痘外冒、眼睛干涩、出现黑眼圈。这种现象，医学专家给它命名为"计算机皮肤"。

不管你是男性还是女性，如果在意自己的皮肤，就要注意避免这种现象出现。除了经常清洁电脑、清洁自己的皮肤、做好面部的补水和隔离工作以外，还要多吃一些坚果等富含维生素E的食物，猪蹄等富含胶原蛋白的食物，番茄等富含维生素C的食物，猪肝等富含维生素A的食物。另外，还可以适当喝一些绿茶，每天摄取足够的水分，给皮肤更好的养护。

除了皮肤，另一个需要格外照顾的器官是眼睛。很多人的工作需要目不转睛地盯着电脑，这对眼睛的伤害是不言而喻的。为此，除了要养成良好的用眼习惯，每隔一个小时闭目养神一会，让眼睛休息以外，还可以通过补充营养让眼睛少受伤害。

具体来说，我们需要给眼睛提供的营养包括维生素A、β-类胡萝卜素、B族维生素和花青素。缺乏维生素A容易造成视网膜的脱落，β-类胡萝卜素进入消化道后约有1/6会转化成维生素A，是目前最安全补充维生素A的产品；B族维生素能保护角膜，影响视神经的健康；花青素能增强夜间视力，减少视力下降的程度。

含有维生素A的食物有动物内脏、深绿色或红黄色的蔬果；β-胡萝卜素多存在于植物性食物中，比如绿叶菜、黄色菜和水果；含有B族维生素的食物有全麦谷物、牛奶、豆类、瘦肉、绿色蔬菜等；包含花青素的食物有蓝莓、黑加仑、桑葚、樱桃等。